JN076001

Web 動画付録
ユーザー ID ＆パスワード

　Web 動画の視聴に必要なユーザー ID とパスワード
は，こちらに記載されております．シール（銀色部分）
を削ってご覧ください．

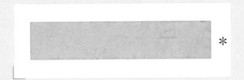

*

【注意事項】

　Web 動画への利用ライセンスは，本書 1 冊につき 1
つ，個人所有者 1 名に対して与えられるものです．第三
者へのユーザー ID，パスワードの提供・開示は固く禁じ
ます．また，図書館・図書施設など複数人の利用を前提
とする場合は，本 Web 動画を利用することができません．

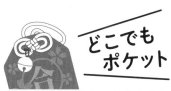

どこでも
ポケット

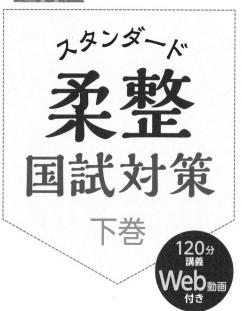

スタンダード

柔整

国試対策

下巻

120分
講義
Web動画
付き

編集　医療系国試対策研究会

HUMAN PRESS

国家試験の勉強法

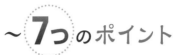

～ 7つ のポイント

ポイント 1 ：得意な勉強法は人それぞれ

　勉強の方法に関する多くの書籍が出版され，「書いて覚える」「読んで覚える」「見て覚える」「聞いて覚える」など，いろいろな勉強方法が紹介されていますが，どの勉強法がよいのでしょうか．さまざまな書籍のお勧め勉強法，どの方法が正解なのか悩みますよね．ですが，悩んでも意味がありません．得意な暗記法は，人によって異なるからです．筆記による暗記が得意な人，視覚による暗記が得意な人など多種多様です．つまり，自分の得意な暗記法を知るには，実際にいろいろな暗記法を試し，自分に合った勉強法を探す必要があるのです．

ポイント 2 ：「声に出す勉強」を組み合わせる

　どの勉強法を選択したとしても，「声に出す勉強」を組み合わせることを強くお勧めします．「声に出す勉強」は，ほかのどの暗記法とも組み合わせることが可能で，さらに声出すことによって雑念が払われて集中力が上がります．黙って勉強をしていると，頭でいろいろ考えて集中が途切れるような人は，ぜひ「声に出す勉強」との組み合わせを試してください．この方法は，集中力を高める最も簡単で最も効果的な方法です．

ポイント **3** : 暗記のコツは反復

　学生から勉強に関する相談で多いのが，「暗記が苦手で，10 回 15 回と繰り返しても覚えられません」というものです．何が悪いと思いますか？　これは，単純に反復の回数が 10 回や 15 回では足りていないのです．つまり，みなさんが頑張ったと思っている反復の回数では，まったく足りないのです．英単語の暗記などでは，最低 1 単語につき 500 回は繰り返す必要があるようですが，それでも時間がたつとその単語を忘れてしまうことが多いです．10〜15 回では，明らかに反復の回数が足りていません．ただし，柔道整復師国家試験に関する内容は日本語ですから，英単語のように 500 回もの反復は必要ありませんが，最低でも 30 回以上の反復を行い，それでも暗記できなければそれ以上の反復が必要です．これだけ反復を繰り返したとしても，時間が経つと忘れます．その時は，また暗記を繰り返してください．「覚えては忘れ，忘れては覚え」を繰り返すうちに，覚えるために必要な反復の回数が減り，忘れるまでの時間が延び，最終的に知識として定着するのです．あきらめずに反復してください．

ポイント **4** : **インプット型とアウトプット型の勉強を行う**

　医学用語をノートに 10 回書く勉強が「インプット型」の勉強に相当します．このインプット型の勉強だけで満足している人がいるのではないでしょうか．インプット型の勉強は脳に知識を入れる勉強ですが，インプット型の勉強だけでは知識を脳から取り出すことができません．知識を取り出すことは，別の能力になるため，これも訓練する必要があります．逆に知識を取り出す勉強が「アウトプッ

ト型」になりますが,「白紙に暗記した内容を書き出す」や「チェックペン(赤色シート)を用いる」などが,これに相当します.インプット型の勉強とアウトプット型の勉強の両方を必ず行ってください.

ポイント **5**:勉強時間の目安

どのくらい勉強すると合格できるか,気になりますよね.私の指導経験に基づく目安ですが,集中した 100 時間の勉強に対して 2〜4%点数が上昇するようです.一般問題 200 問で考えると,100 時間の勉強に対して 4〜8 点の点数上昇になります.つまり,4 月の段階で一般問題 200 問の得点が 80 点の人は,合格ライン 120 点に対して40 点足りないので,500〜1,000 時間の勉強が必要になります.一般問題 200 問中 80〜100 点が,4 月段階の平均的な受験生の得点力になりますので,このケースにあてはまる人が多いかと思います.「ポイント 6」で詳細は述べますが,500〜1,000 時間の勉強時間を確保するには 5 カ月から 10 カ月も必要になります.学校の先生から 3 年の 4 月には本格的に国家試験勉強を始めないと合格が厳しいと指導されるのはこのためです.現在の得点力を過去問や模擬試験などから知り,合格点に達するのに必要な勉強時間の目安を割り出しましょう.ちなみに,100 時間の勉強時間に学校の授業時間を含んではいけません.

ポイント **6**:隙間時間に勉強

1 カ月の間,毎日 3〜4 時間の勉強をすると約 100 時間の勉強時間になります.実際には勉強を休む日があると思いますので,1 日あ

たりの勉強時間は，さらに増えるのではないでしょうか．「ポイント5」であげた現在の得点力80点の人であれば，合格点に達するのに5〜10カ月かかる計算になります．受験生であれば，最低でも1日あたり3〜4時間は勉強時間を確保することが必要ですが，勉強時間を確保するのにお勧めなのが，通学やトイレなどの隙間時間の有効活用です．これらの隙間時間を利用すれば，すぐに1時間ぐらいの時間がつくれ，机に座って勉強する時間を減らすことができます．いろいろと工夫して，毎日3時間以上の勉強時間を確保しましょう．

ポイント **7**：作業をやめて勉強を

　「教科書をノートにきれいにまとめる」は作業であり，勉強している気になっているだけで，実際は学習効果が低い勉強法です．現在，さまざまな国家試験対策関連書が出版されており，自分でまとめる必要はまったくありません．もし，その書籍に不足する情報があれば，書き込めばよいのです．まとめる時間があれば，内容を暗記する時間にするべきです．そのような時間があるのであれば，ノートに用語を30回なぐり書きしてください．これが勉強です．

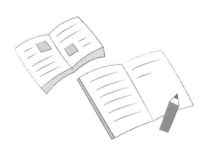

執筆者一覧

井手　貴治　東亜大学 人間科学部 教授（歯科医師）
片岡　綾子　薬剤師 博士（薬学）
小笠原史明　医療系国家試験対策研究会 柔整コース長（柔道整復師）
川上　智史　桐生大学 医療保健学部 准教授（臨床検査技師）
若月　康次　東海医療科学専門学校（柔道整復師）
馬場　泰行　新潟柔整専門学校 副学科長（柔道整復師，鍼灸師）
北　　道従　新潟柔整専門学校（柔道整復師）
桑野　幸仁　九州医療スポーツ専門学校（柔道整復師）
工藤早栄子　吉野内科・神経内科医院リハビリテーション科（理学療法士）
鈴　　武利　川原医療福祉専門学校 教頭（柔道整復師）
米田　伸一　こころ医療福祉専門学校（柔道整復師）
古山　喜一　環太平洋大学 体育学部 学科長（柔道整復師）
小玉京士朗　環太平洋大学 体育学部 副学科長（柔道整復師）
社　　由洋　九州医療スポーツ専門学校 柔道整復学科長（柔道整復師）
田中　　満　九州医療スポーツ専門学校（柔道整復師）
山根　弘樹　九州医療スポーツ専門学校（柔道整復師）
村岡　太介　九州医療スポーツ専門学校（柔道整復師）
半田　　光　九州医療スポーツ専門学校（柔道整復師）
黒木　文葉　九州医療スポーツ専門学校（柔道整復師）
浅田桃太郎　日本柔整師国家試験対策協会 教務部長（臨床検査技師）
木村　悦子　東亜大学 人間科学部 准教授（柔道整復師）
木村　文規　日本柔整師国家試験対策協会（柔道整復師）
田中　輝男　九州大学 名誉教授（歯科医師，薬剤師）
鈴木　美波　新潟柔整専門学校（柔道整復師）
早川　雅成　新潟柔整専門学校 学科長（柔道整復師，鍼灸師）
尾藤何時夢　東亜大学 人間科学部 教授（柔道整復師）
平林　弘道　東亜大学 非常勤講師（柔道整復師）
中嶋　真司　長崎医療こども専門学校 副校長（柔道整復師，鍼灸師）
伏見　直哉　長崎医療こども専門学校（柔道整復師）
水嶋　章陽　九州医療スポーツ専門学校 理事長（柔道整復師）
山崎　　悟　長崎医療こども専門学校（柔道整復師）
山崎由紀也　新潟柔整専門学校（柔道整復師，鍼灸師）

本書の特徴と使い方

　本書は，柔道整復師国家試験の出題基準に準拠し，過去に出題された内容と今後に出題が予想される内容の要点を短文にまとめ，効率よく学習ができるよう作成しております．国家試験の対策をこれから始める人や，国家試験直前の知識の総復習に適しております．国家試験に合格するためには必要な内容となりますので，完璧に暗記できるよう何度も繰り返し学習してください．

文章の内容を暗記した後，赤シートを利用して赤字の重要語句を隠して問題にチャレンジしてください

十分に理解し，記憶に定着したらチェックボックスにチェックを入れましょう

Web 動画の視聴方法

　本書では，専用サイトで各項目に関連した Web 動画を視聴できます．PC（Windows/Macintosh），iPad/iPhone，Android 端末からご覧いただけます．以下の手順にて専用サイトにアクセスしてご覧ください．

利用手順

❶ ヒューマン・プレスのホームページにアクセス

https://human-press.jp

| ヒューマン・プレス | 検索 |

❷ ホームページ内の「国試対策 Web 動画」バナーをクリック

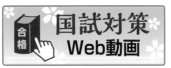

❸ ユーザ登録

- ▶「ユーザ登録説明・利用同意」に同意していただき，お名前・メールアドレス・パスワードをご入力ください.

- ▶ご入力後，登録いただきましたメールアドレスに「ユーザ登録のご確認」のメールが届きます. メール内の URL にアクセスしていただけると，ユーザ登録完了となります.

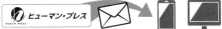

❹ Web 動画を視聴する

- ▶ご登録いただきましたメールアドレスとパスワードでログインしてください.

- ▶ログインしていただくと「Web 動画付き書籍一覧」の画面となりますので，ご購入いただきました書籍の「動画閲覧ページへ」をクリックしてください.

- ▶ユーザ ID とパスワードは，表紙裏のシール（銀色部分）を削ると記載されています. 入力画面にユーザ ID とパスワードを入力し，「動画を閲覧する」をクリックすると，動画の目次が立ち上がりますので，項目を選んで視聴してください.

※ユーザ ID・パスワードにつきましては，1 度入力しますとログイン中のユーザ情報を使用履歴として保持いたしますので，別のユーザ情報でログインした場合には動画の閲覧はできなくなります. 入力の際には十分ご注意ください.

※ Web 動画閲覧の際の通信料についてはユーザ負担となりますので，予めご了承ください（WiFi 環境を推奨いたします）.

※配信される動画は予告なしに変更・修正が行われることがあります. また，予告なしに配信を停止することもありますのでご了承ください. なお，動画は書籍の付録のためユーザサポートの対象外とさせていただいております.

Contents

第II部　各試験科目別問題

第4章　病理学概論

第5章　衛生学・公衆衛生学

第12章　柔道整復理論─各論

第Ⅱ部

各試験科目別問題

第4章
病理学概論

A. 病理学の意義

1. 病理学とは

□病理学とは，主に組織・細胞の形態変化の観察をとおし，疾病の原因・経過，治療効果などを知るための学問である.

□病理学の観察方法は，肉眼観察のほかに顕微鏡を用いることが多い.

2. 病理学の分類

□解剖は，系統解剖，病理解剖，法医解剖の3つに，さらに法医解剖は司法解剖と行政解剖に分かれる. なお，詳細を以下に示す.

・系統解剖：正常な形態観察を目的とし，主に医学教育で行われる解剖である.

・病理解剖：臨床診断や治療効果の検証などを目的に行う解剖である.

・司法解剖：犯罪が関与しているものに対する解剖である.

・行政解剖：異常死体の検案を目的に行う解剖である.

□生体から試料を得て行う病理診断のことを外科病理学という.

□通常，外科病理学は「細胞診→生検→手術試料の検査」の過程を経る.

□細胞診は，体液中の細胞や粘膜などから擦過した細胞を用いて診断する.

□生体検査（生検）は，組織レベルで試料を採取し，診断を行う方法である. なお，鉗子生検，穿刺生検，試験切除などがある.

□実験動物や培養細胞を主に用いて，疾患の原因や治療のために行う研究を実験病理学という.

3. 病理学における観察方法

□病理標本は，検体を10%ホルマリンで固定した後にパラフィン包埋し，ミクロトーム（資料を薄切する器具）にて3～5 μmの厚さに薄切して，脱パラフィンの後に染色を行い作成したものを顕微鏡で観察する.

□病理標本に一定の硬さをもたせ，防腐処置をすることを固定操作という.

□ パラフィン包埋により組織は，適度な硬さと粘りけをもち，ミクロトームを用いて薄切できるようになる．
□ 光学顕微鏡の分解能は，約 1,000～1,200 倍である．
□ 組織標本を光学顕微鏡で観察するためには染色が必要であり，一般的に行われる染色はヘマトキシリン・エオジン染色（HE 染色）である．なお，HE 染色は組織をある程度，染め分けし安価で工程も簡単なため，汎用されている染色である．
□ HE 染色では，ヘマトキシリン液が核などを青藍色に，エオジン液が細胞質や赤血球を赤色に染色する．
□ 特殊染色は，特定の構造物や細胞を染め出すことを目的とする染色で，病理診断にも用いられる．なお，特殊染色を行う目的は HE 染色を補うことである．
□ 特殊染色とその目的を表1に示す．

表1 特殊染色

染色方法	目 的
グラム染色	一般細菌（陽性菌：濃青色，陰性菌：赤色）
チール・ネルゼン染色	結核菌（赤色）
グロコット染色	真菌（黒色）
コンゴー赤染色	アミロイド（赤橙色）
オイルレッド O 染色	脂肪（赤色）
ワンギーソン染色	膠原線維（鮮紅色），筋線維（黄色）
マロリー・アザン染色	膠原線維（青色）
ムチカルミン染色	粘液（赤色）

□ 抗体を用いて，組織標本内の抗原（特定の蛋白質）を検出する方法を免疫染色という．
□ 組織標本内に発現している mRNA（messenger RNA）に対して，標本スライド上で検出する方法を In Situ Hybridization（ISH）という．
□ 電子顕微鏡は，電子線を用いて光学顕微鏡より遥かに高倍率での形態観察が可能である．
□ 電子顕微鏡には，透過電子顕微鏡（TEM）や走査電子顕微鏡（SEM）などが存在する．

B. 疾病の一般

1. 健康と疾病　▪▪▪▪▪

□生体恒常性から逸脱し，身体的または精神的に機能が障害された状態を疾病という.

2. 疾病の分類　▪▪▪▪▪

□出生前に疾病が発生するものを先天性疾患といい，血友病などの遺伝性疾患やサリドマイドによるアザラシ肢症などの非遺伝性疾患によるものがある.

□出生後に疾病が発生するものを後天性疾患といい，外因の影響が大きく，感染症，動脈硬化症，癌などがこれに相当する.

□原因不明の疾病を特発性疾患または本態性疾患といい，特発性血小板減少症や本態性高血圧症などが，これに相当する.

□原発性とは「最初の」という意味であり，2つ以上の疾病が生じた時，最初に出現した疾病を原発性疾患といい，その疾患が原因となって発生した疾病を続発性疾患という.

3. 病変と症候　▪▪▪▪▪

□病的状態の変化を病変といい，病変により起こる病的現象を症候または症状という.

□患者自身が感じることができる症状を自覚症状といい，倦怠感，疼痛，熱感，眩暈，咳嗽（せき），悪心などがこれにあたる. なお，倦怠感とは「だるさ」，悪心は「気分が悪い」ことである.

□患者以外の第三者が客観的に把握できる症状を他覚症状といい，例えば，肝腫，赤沈亢進，白血球の増多などがこれにあたる.

□同時に起こる複数の症状について，一つにまとめた概念や疾病を症候群（シンドローム）という.

4. 疾病の経過・予後・転帰　▪▪▪▪▪

□疾病は，時間経過によって「発病→初期→最盛期→回復期→治癒」などと呼ばれる.

□急性期とは，症状が急激に現れる時期のことである．なお，病気になり始めの時期でもある．
□慢性期とは，病状は比較的に安定し，病気の進行が穏やかな時期のことである．
□終末期（ターミナル期）とは，治癒の可能性がなく，数週間〜半年程度で死を迎えるだろうと予想される時期をいう．
□目立った自覚症状がない，症状がでるまでの期間を潜伏期という．
□疾病の結末を転帰といい，疾病の今後の予測を予後という．

C. 病　因

1. 病因の一般

□疾病の原因を病因といい，内因と外因に分かれ，詳細を以下に示す．
　・内因：人種，性，年齢，遺伝的素因，体質，内分泌障害，ストレス，免疫をいう．
　・外因：飢餓，栄養障害，物理的要因，化学的要因，生物学的要因をいう．なお，物理的要因とは機械的因子，温度，放射線，電気，気圧をいう．
□疾病は，内因と外因の相互作用によって引き起こされることが多く，例えば免疫の低下（内因）を背景として細菌感染（外因）が生じる．

2. 内　因

□病気にかかりやすい身体状態を疾病の素因という．
□素因は，一般的素因と個人的素因に分けられ，詳細を以下に示す．
　・一般的素因：年齢，性別，人種，臓器をいう．
　・個人的素因：体質（アレルギー体質や滲出性体質など）をいう．
□年齢素因として「生活習慣病は壮年期や高齢期に多い」「骨肉腫は成長期に多い」などがあげられる．
□ホルモンや生活習慣の違いにより，男女間で発生頻度の異なる疾患がある．なお，詳細を以下に示す．
　・男性に多い疾患：動脈硬化，高血圧，心筋梗塞，脳梗塞がある．
　・女性に多い疾患：自己免疫疾患（関節リウマチなど），胆石症，鉄欠乏性貧血，骨粗鬆症がある．

・男性に多い癌：胃癌，肺癌，食道癌，肝癌がある.

・女性に多い癌：甲状腺癌，胆嚢癌がある.

□人種素因として「日本人には胃癌と肝癌が多いが，欧米では前立腺癌と乳癌が多い」などがあげられる.

□臓器によって罹患する疾患が異なる. 例えば，肝炎ウイルスは肝臓に炎症を起こすが，膵臓には起こさない.

□個人的素因は体質ともいわれ，遺伝の影響を強く受け，さらに環境による修飾を受ける. 例えば，アレルギー体質，滲出性体質，胸腺リンパ体質，特異体質がある.

□内分泌腺の機能低下や機能亢進によって疾患が発生する. 例えば，甲状腺機能亢進ではバセドウ病，甲状腺機能低下ではクレチン病，粘液水腫がある.

□クッシング症候群とは，副腎皮質ホルモン（コルチゾル）の過剰分泌により起こり，副腎過形成，副腎腫瘍，下垂体腺腫などが原因となる.

□アジソン病は，両側副腎の後天性病変による副腎皮質ホルモンの分泌低下により起こる.

□成長ホルモンの過剰分泌では，末端肥大症や巨人症などが起こる.

□成長ホルモンの分泌低下では，成長ホルモン分泌不全性低身長症などが起こる.

3. 外　因

□ビタミン欠乏症を表2に示す.

表2　ビタミン欠乏症

ビタミン A 欠乏	夜盲症，皮膚角化症
ビタミン B1 欠乏（チアミン）	脚気
ビタミン B2 欠乏（リボフラビン）	口角炎，舌炎
ナイアシン欠乏（ニコチン酸）	ペラグラ
ビタミン B12 欠乏	悪性貧血
ビタミン C 欠乏（アスコルビン酸）	壊血病
ビタミン D 欠乏	くる病，骨軟化症
ビタミン K 欠乏	出血傾向

□ビタミンには，水溶性と脂溶性があり，ビタミンA，D，E，Kが脂溶性ビタミンである．

□高熱によって生じる損傷のことを熱傷という．

□熱傷の重症度には範囲（熱傷面積）および深さ（熱傷深度）が関わる．

□熱傷は，その深度によって1度から3度に分類され，詳細を以下に示す．

・第1度熱傷：傷害の深さは表皮までであり，皮膚の発赤・疼痛を認めるが，数日で瘢痕を残さず治癒する．

・第2度熱傷：傷害の深さが真皮に達し，発赤・疼痛に水疱を伴い，深度により表在性と深在性に分ける．

・第3度熱傷：傷害の深さが皮膚全層に及び壊死し，疼痛を伴わず，強い瘢痕を生じる．

□体表面積20%以上の広範囲熱傷の場合，局所の障害よりも熱傷ショックや感染などの全身的な影響が問題となる．

□比較的に低い温度でも持続的に加熱されると，傷害が深部に及び，高度の傷害が生じる場合があり，これを低温熱傷と呼ぶ．

□低温では局所に凍傷を生じ，以下のように分類される．

・第1度凍傷：表皮のみの損傷で，紅斑を生じる．

・第2度凍傷：真皮までの損傷で，水泡を形成する．

・第3度凍傷：皮下組織まで損傷を受け，壊死を示す．

□放射線とは，エネルギーをもつ電磁波と粒子の総称であり，電離放射線と非電離放射線に分けられる．通常，医療において「放射線」という場合，電離放射線を指す．なお，詳細を以下に示す．

・電離放射線：照射された物質に電離（イオン化）を起こす高エネルギーの放射線をいう．

・非電離放射線：照射された物質に電離を生じない放射線をいう．

□電離放射線は，電磁放射線と粒子線に分けられ，詳細を以下に示す．

・電磁放射線：X線，γ線がある．

・粒子線：α線，β線，電子線，中性子線，陽子線がある．

□放射線の細胞や組織への影響は，細胞の増殖能や再生能に依存し，増殖能および再生能が高いほど影響が大きく，これをベルゴニー・トリボンドーの法則と呼ぶ（表3）．

□放射線被爆は，放射線を発するものが体の外にあるか内にあるかで，外部被爆と内部被爆に分けられる．

表3　放射線感受性

高感受性細胞	造血細胞，精祖細胞，卵母細胞，腸上皮細胞，リンパ節細胞
中間的感受性細胞	肝臓，腎臓，膵臓，肺
低感受性細胞	筋細胞，神経細胞

□放射性ヨードやセシウムなどが体内に入るものを内部被爆と呼ぶ.

□放射線による生体への傷害は，数時間～数日の潜伏期間である急性傷害
　と，長期潜伏期間の後に現れる晩期傷害に分けられ，詳細を以下に示す.
　・急性傷害：下痢，下血，脱毛，白血球の減少，血小板の減少（出血
　　傾向），不妊が生じる.
　・晩期傷害：白血病，癌，白内障，寿命の短縮が生じる.

□電気による傷害では，交流は直流に比べて危険である. その理由は，
　筋組織の激しい痙攣収縮をきたすためである.

□われわれの周辺に存在し，体内に取り込まれることでホルモンのよう
　に働いて内分泌系に影響を与える物質を内分泌攪乱物質という. 例
　えば，ビスフェノールA，ダイオキシン類，PCB（ポリ塩化ビフェ
　ニル），DDT（ジクロロジフェニルトリクロロエタン）などがある.

□医療行為が原因で生じる疾患のことを医原病（医原性疾患）という.
　例えば，薬の副作用，X線検査，予防接種，院内感染がある. な
　お，公害や病原微生物に関しては公衆衛生学を参照いただきたい.

D. 退行性病変・代謝障害

1. 退行性病変とは　■■■■■

□種々の障害因子や環境変化により組織・細胞が被害を受け，形態学的
　な変化が生じた状態を退行性病変という.

□退行性病変には，萎縮，変性，壊死が含まれる.

2. 萎　縮　■■■■■

□正常な大きさまで発育した組織や臓器の容積が，なんらかの原因によ
　り縮小することを萎縮という.

□萎縮は，細胞数の減少（数的萎縮）または細胞の大きさの縮小（単純

萎縮），もしくはその両方によって起こる．
□はじめから臓器や組織の発育が不十分なものを低形成という．一方，発育がない状態を無形成という．
□萎縮には，老人性萎縮，動脈硬化性萎縮，圧迫性萎縮，無為性萎縮（廃用性萎縮），神経性萎縮，内分泌性萎縮，退縮などがある．
□老人性萎縮は，加齢による萎縮で生理的な萎縮であり，脳，心臓，肝臓，筋などにみられる．
□老人性萎縮では，消耗性色素（リポフスチン）が細胞内に沈着する．
□退縮は，比較的に若い時期から進行する生理的な萎縮で，胸腺などでみられる．
□動脈硬化性萎縮は，動脈硬化症によって生じる局所循環障害による萎縮をいう．
□圧迫性萎縮は，組織や臓器の持続的圧迫による組織の循環障害が原因となる萎縮である．例えば，コルセット肝，水腎症における腎実質萎縮，水頭症における脳実質萎縮がある．
□コルセットや帯の長期常用による肝表面の圧迫萎縮をコルセット肝という．
□尿管結石や腫瘍による尿管の閉塞によって，尿が腎盂にうっ滞し，腎実質が圧迫されて萎縮したものを水腎症という．
□無為性萎縮（廃用性萎縮）は，臓器・組織が正常な機能の停止・抑制を受けて萎縮が起こるもので，骨折固定時の筋肉，眼球摘出後の視神経萎縮などがこれにあたる．
□神経性萎縮は，神経の障害により，その支配下の臓器・組織に生じる萎縮をいい，筋萎縮性側索硬化症などでみられる．
□ホルモン分泌の停止や低下により，その支配下の臓器・組織に生じる萎縮を内分泌性萎縮といい，閉経後の女性の乳腺や子宮などでみられる．

3. 変 性

□傷害された臓器の細胞・組織に，ある種の物質が過剰に増加したり，異常な物質が沈着している状態を変性という．
□変性は，蛋白質変性，脂肪変性，糖原変性，石灰変性に大きく分類される．

第4章 病理学概論

9

- 蛋白質変性には，混濁腫脹，空胞（水腫）変性，硝子滴変性，硝子変性，アミロイド変性，フィブリノイド変性などがある．
- 蛋白尿を伴うネフローゼ症候群では，しばしば近位尿細管上皮に硝子滴変性がみられる．
- アミロイド変性は，微細線維構造の異常蛋白であるアミロイドが血管壁，細胞・組織間に沈着したものである．
- アミロイドは，コンゴー赤染色で赤橙色に染まる．
- 腎不全による長期透析患者では，手根管にアミロイドが沈着することで手根管症候群となり，正中神経麻痺を起こすことがある．
- 続発性アミロイドーシスは，関節リウマチや結核などに続発する．
- 悪性高血圧や結節性多発動脈炎，全身性エリテマトーデスなどでは，血管壁にフィブリノイド変性が生じる．
- 脂肪変性は，肝臓でよくみられ，酸素欠乏，アルコール摂取，薬物中毒などが原因となる．
- 糖原変性は，核や細胞質に糖原（グリコーゲン）が蓄積したもので，糖代謝異常による糖原病がこれにあたる．
- 石灰変性は，壊死組織や瘢痕組織，古い結核病巣，粥状動脈硬化巣などに生じる．
- 副甲状腺機能亢進症やビタミンD過剰症などで高カルシウム血症が生じ，肺胞壁や腎尿細管など全身性に石灰沈着が起こる．

4. 壊 死

- 細胞死には，生理的なプログラムされた細胞死であるアポトーシスと病的な細胞死である壊死がある．
- 局所的な細胞・組織の死を壊死といい，壊死巣の細胞には核の消失や細胞の崩壊がみられる．
- 壊死の種類には，凝固壊死と融解壊死がある．
- 細胞・組織の蛋白質が凝固する型の壊死を凝固壊死と呼び，心・腎の貧血性梗塞で典型的な凝固壊死がみられる．
- 結核結節にみられる乾酪壊死（中心部がチーズのようにみえる）も凝固壊死の一つである．
- 壊死組織が軟化・融解して液状となったものを融解壊死と呼び，脳梗塞などが典型的であり，脳に融解壊死が生じて脳軟化症がみられる．

□ 壊死組織に腐敗菌の感染が生じて腐敗した状態を湿性壊疽という.

□ 壊死巣の水分が蒸発・乾燥し, 感染もなく縮小してミイラ化したものを乾性壊疽という.

□ 遺伝子的にプログラム化された生理的な細胞死をアポトーシスと呼び, 周囲に炎症を起こさない.

□ アポトーシスでは, 細胞の縮小, 細胞の断片化 (アポトーシス小体), 核の凝集, 核の断片化などがみられる.

5. 代謝障害

□ 痛風は, プリン体の最終産物である尿酸が血中に増加して高尿酸血症をきたし, 身体各所で尿酸結晶が沈着し, 炎症を引き起こす疾患である.

□ 痛風の尿酸結晶は, 指趾や膝などの関節周囲に沈着し, 有痛性の痛風結節を形成する.

□ メラニンの過剰沈着がみられる疾患として, 色素性母斑, 悪性黒色腫, アジソン病などがあげられる.

□ 心不全による肺の慢性うっ血で小出血が生じると, 肺胞内にヘモジデリンを貪食したマクロファージ (心不全細胞) が出現する.

□ 黄疸とは, ビリルビンが血中に増加し, 組織に沈着して黄色になることである.

□ 溶血性黄疸は, 血液不適合輸血や Rh 因子母子不適合による胎児赤芽球症などでみられる.

□ ウィルソン病は, 銅を運搬する糖蛋白であるセルロプラスミンの欠乏により起こる銅代謝異常である.

□ ウィルソン病では, 過剰の銅が脳や肝に沈着し, 神経症状や肝硬変をきたす.

E. 循環障害

1. 充血

□ 充血とは, 局所の血管内に動脈血が多量に流入した状態で, 局所症状として発赤, 温度上昇, 膨隆, 拍動がみられる.

2. うっ血

□うっ血とは，静脈血の還流が障害されて局所にうっ滞した状態で，うっ血部は暗赤色になる.

□肺うっ血は，僧帽弁狭窄症など左心不全で生じる.

□肝うっ血では，肝小葉の中心静脈領域はうっ血により暗赤色を呈し，また辺縁領域は脂肪変性により黄色を呈し，このような肝臓をニクズク肝と呼ぶ. なお，ニクズクとはマレー原産の果実のことである.

□肝硬変では，門脈圧亢進によりメズサの頭と呼ばれる腹壁静脈の拡張や食道静脈瘤，痔核，脾腫，腹水などが生じる.

3. 虚　血

□虚血とは，局所に流入する動脈血が減少した状態で，局所の組織が蒼白，温度低下，容積減少，低酸素，低栄養となる.

□虚血の原因として，動脈硬化症などの動脈壁の病変，血栓症や塞栓症などの動脈内腔の閉塞，腫瘍などによる外部からの機械的圧迫などがあげられる.

4. 出　血

□出血とは，赤血球を含む血液の全成分が血管外に出ることをいう.

□上部消化管の出血を嘔吐することを吐血といい，胃潰瘍による出血などで生じる. なお，十二指腸空腸曲より口側の消化管からの出血で起こる.

□呼吸器からの出血を喀血といい，肺結核などで生じる.

□消化管出血による血液が肛門から排泄されることを下血といい，出血の部位や原因により色調などが異なる.

□食道や胃などの上部消化管からの出血では，胃酸などの作用により血液が変色し，黒っぽいタール便となる.

□横行結腸より肛門側の出血では，鮮血便となることが多い.

□血管壁が破れて出血するものを破綻性出血という. 例えば，外傷や動脈瘤の破裂がある.

□小静脈や毛細血管の小孔が開き，血液が漏れ出すような出血を漏出性出血という. 例えば，高度なうっ血がある.

□全身に多発性に出血をみる状態を出血性素因（出血傾向）という.
□出血性素因の原因として，血液凝固因子の不足，血管壁の脆弱性，血小板の減少などがあげられ，詳細を以下に示す.
・血液凝固因子の不足：血友病（第Ⅷ・Ⅸ因子欠損），ビタミンKの不足がある.
・血管壁の脆弱性：壊血病（ビタミンC欠乏により血管壁のコラーゲン形成が障害）がある.
・血小板減少：血小板減少性紫斑症がある.
□悪性腫瘍，大手術，細菌などによる刺激によって，血液の凝固が亢進し，多発性にフィブリン血栓が形成され，血小板と凝固因子が大量に消費されて出血傾向を招くものを播種性血管内凝固症候群（DIC）という.

5. 血栓症

□凝固した血液を血栓といい，生体の心臓や血管内で血栓が形成された病的状態を血栓症という.
□血管壁障害，血流異常，血液性状の変化などが血栓形成の原因となり，詳細を以下に示す.
・血管壁障害：炎症などで血管内壁が粗造となり，血栓形成が容易になる. 例えば，血管炎，弁膜炎，動脈硬化症がある.
・血流異常：血液の流れが停滞し，血栓形成が容易になる. 例えば，うっ血性血栓症，拡張性血栓症がある.
・血液性状の変化：血液の粘稠度が増加し，血栓形成が容易になる. 例えば，多血症，脱水がある.
□血栓形成は，一般に静脈系に多く発生する.
□血栓は，ときに剝離して血流によって運ばれ，血管腔を閉鎖して血栓塞栓症を引き起す.

6. 塞栓症

□異物が血管内やリンパ管内に入り，血管やリンパ管を閉塞した状態を塞栓症という.
□塞栓症の塞栓には，血栓，ガス（空気），脂肪，腫瘍，細胞塊などがある.
□塞栓症の中で血栓塞栓が最も多い.

第4章 病理学概論

□動脈塞栓は脳，腎臓，脾臓に多く，静脈塞栓は肺で多くみられる.
□奇異性塞栓症とは，心臓の卵円孔の開存により静脈性塞栓が動脈に入り，全身に動脈性の塞栓症を起こすものをいう.

7. 梗　塞 ■■■■■

□動脈の閉塞により，その支配領域が虚血性の壊死に陥ることを梗塞という.
□梗塞には，終動脈の閉塞による貧血性梗塞（白色梗塞）と，血液の流入経路が2つある臓器などで起こる出血性梗塞（赤色梗塞）がある.
□貧血性梗塞は，心臓，腎臓，脳などでみられ，梗塞巣の初期は赤色だが24〜48時間で蒼白となる.
□出血性梗塞では，梗塞巣に出血を生じ，肉眼的に赤色となり，肺や肝臓，腸などの梗塞でみられる. なお，肺は肺動脈と気管支動脈が，肝は肝動脈と門脈が，腸管は多数の腸間膜動脈枝が吻合する.
□心房細動では，心臓内に血栓を生じやすく，この血栓が脳に運ばれ，脳で血栓塞栓症や脳梗塞を引き起こしやすい.

8. 浮　腫 ■■■■■

□循環障害の結果，組織内の間質に多量の組織液が増加した状態を浮腫という.
□浮腫の成因には，毛細血管圧の上昇，血管透過性の亢進，血漿膠質浸透圧の低下，リンパ管の閉塞，ナトリウムの組織内貯留などがある.
□低アルブミン血症では，血漿膠質浸透圧が低下し，全身性の浮腫が生じる.
□ネフローゼ症候群では，多量の蛋白尿が出るため，低アルブミン血症を生じる.
□左心不全では肺うっ血が生じて，肺水腫を引き起すが，右心不全では全身のうっ血，全身性の浮腫が生じる.
□肝硬変では，肝うっ血や門脈圧亢進が生じ，腹水が貯留する.
□リンパ節摘出では，術後にリンパ液の流れが妨げられ，浮腫の原因となる. 例えば，乳癌手術における腋窩リンパ節の摘出後よって上肢に浮腫が生じる.
□フィラリア症では，フィラリア糸状虫がリンパ管を閉塞し，浮腫の原

因となる.

9. 脱 水 □□□□□

□脱水症には，水分喪失による高張性脱水とナトリウム喪失による低張性脱水がある.

□水分喪失による脱水症は，水分の摂取不足，多量の発汗，多尿などで生じ，水分の不足が大きくなって高張性脱水となる.

□ナトリウム喪失による脱水症は，嘔吐，下痢，発汗による多量の体液の喪失に対して水だけを補給した場合に発生し，低張性脱水となる.

□低張性脱水では，口渇感はなく，倦怠感や眩暈，低血圧などの症状を呈する.

F. 進行性病変

1. 肥大・過形成 □□□□□

□病的刺激に対する生体の適応の結果，臓器の容積や重量増加が起こるものを進行性病変と呼び，肥大や過形成などがこれにあたる.

□広義の肥大は「組織・臓器の容積増大」を意味するが，狭義の肥大は個々の細胞の大きさの増加により組織・臓器の容積が大きくなったものを指す. 例えば，肉体労働者やスポーツマンの骨格筋がこれにあたる.

□仕事量の増大による肥大を作業肥大という. 例えば，スポーツマンや高血圧患者の心筋肥大がある.

□代償性肥大とは，対性臓器の一側の機能不全時などに，もう一方が機能を代償するために肥大するものを指す. 例えば，腎移植がある.

□実質細胞が萎縮し，その部分が結合組織や脂肪で置換され，肥大してみえるものを仮性肥大という. 例えば，進行性筋ジストロフィーがある.

□過形成は，細胞数の増加により組織・臓器の容積が大きくなったものを指す. 例えば，バセドウ病や前立腺肥大がある.

2. 再 生 □□□□□

□組織の欠損部が残存する同じ種類の細胞・組織によって，補填される現象を再生という.

□組織・細胞は，その再生能力によって永久細胞，安定細胞，不安定細胞の３つに分けられ，詳細を以下に示す．

・永久細胞：再生の能力のない細胞をいう．例えば，神経細胞，心筋細胞がある．

・安定細胞：成長後ほとんど再生しないが，刺激が加わると増殖する細胞をいう．例えば，肝臓や膵臓の実質細胞，血管内皮細胞，唾液腺がある．

・不安定細胞：一生分裂・増殖する細胞，再生能が高い細胞をいう．例えば，表皮，粘膜上皮細胞，造血細胞がある．

3. 化　生　■■■■■

□分化成熟した細胞・組織が形態および機能において，他の系統の細胞・組織のものに変化することを化生という．

□一般に上皮細胞は他種の上皮細胞へ，非上皮細胞は他種の非上皮細胞へ化生し，詳細を以下に示す．

・上皮細胞の化生の例として，胃粘膜の腸上皮化生があげられる．

・非上皮細胞の化生の例として，外傷性骨化性筋炎があげられる．

□損傷された組織の修復現象を創傷治癒といい，表皮損傷部は周辺の扁平上皮から再生し，真皮結合組織損傷部は肉芽組織で補修された後に瘢痕化する．

□毛細血管，線維芽細胞，炎症細胞からなる幼若な結合組織を肉芽組織という．

□骨折の治癒過程は「骨折部の血腫が吸収→肉芽組織が形成→骨折部の骨膜から骨芽組織が増殖して類骨の形成→類骨に石灰化が生じて無層骨形成（骨性仮骨）→最終的に緻密骨に置換」と進み，骨折部が修復される．

□骨折の治癒過程には，4～6週間が必要である．

□仮骨形成が不十分で，骨の間が線維性結合組織のみのものを偽関節と呼ぶ．

4. 異物の処理　■■■■■

□体内の異物の処理方法として，排除，器質化，被包などの処理がある．

G. 炎 症

1. 炎症の一般 ■■■■■

□炎症とは，細胞・組織を傷害する刺激に対して生体防御反応から損傷された細胞・組織の修復までの一連の現象を指す．

□炎症の5大主徴は，発赤，発熱，腫脹，疼痛，機能障害があげられる．

□炎症は，物理的原因，化学的原因，生物的原因で生じ，詳細を以下に示す．

　・物理的原因には，外傷や放射線などがある．

　・化学的原因には，酸・アルカリなどの化学物質がある．

　・生物的原因には，微生物などがある．

□炎症は「細胞・組織の障害→循環障害・滲出→細胞・組織の増生」の経過をとり，詳細を以下に示す．

　・細胞・組織の障害：細胞や組織が破壊されるとケミカルメディエーターが放出されて炎症が進行する．

　・循環障害・滲出：一過性の血管収縮に続き血管拡張が起こり，炎症性細胞の浸潤が生じる．

　・細胞・組織の増生：リンパ球，マクロファージや線維芽細胞などが増殖し，炎症部位に肉芽組織がつくられて組織修復が行われる．

□炎症のケミカルメディエーターとして，細胞由来のヒスタミン，セロトニン，プロスタグランジンや血漿由来のブラジキニンなどがあげられる．

□炎症に関与する細胞の特徴を以下に示す．

　・好中球は，急性炎症の主役であり，白血球の45〜65%を占め，白血球の中で最も多い．

　・好酸球は，アレルギー性炎症や寄生虫感染に関与する．

　・好塩基球は，肥満細胞と同系統の細胞である．

　・単球は，マクロファージへ分化する．

　・リンパ球にはT細胞とB細胞が存在し，炎症の慢性期に多くみられる．

　・好中球とマクロファージは貪食作用を示す．

□炎症は，その経過により急性炎，亜急性炎，慢性炎に区別されるが，これらの境界は連続的で不明瞭である．

第4章 病理学概論

17

□急性炎症は，主として自然免疫反応で，好中球の浸潤や血管透過性亢進がみられる．

□慢性炎症では，リンパ球が中心となる獲得免疫反応が加わり，肉芽組織の形成や細胞・組織の増生がみられる．

2. 炎症の分類

□炎症は，形態により滲出性炎，増殖性炎，特異性炎に分類される．

□通常，滲出性炎は急性炎症に，増殖性炎と特異性炎は慢性炎症に分類される．

□滲出性炎は，その滲出成分の違いにより漿液性炎，カタル性炎，線維素性炎，化膿性炎，出血性炎，壊疽性炎に分けられ，詳細を以下に示す．

・漿液性炎は，滲出物に細胞成分を含まず，血清などの液性成分が主な炎症である．

・カタル性炎は，呼吸器や消化器などの粘膜の炎症で，粘液分泌亢進が著しい炎症である．

・線維素性炎は，線維素（フィブリン）の析出が著しい炎症である．例えば，ジフテリア，偽膜性大腸炎，絨毛心がある．

・化膿性炎は，滲出物に多量の好中球を含む炎症で，原因菌はブドウ球菌などの化膿菌である．さらに化膿性炎は，膿瘍，蜂巣炎，蓄膿の3型に分けられる．

・出血性炎は，滲出物に赤血球がみられる炎症で，細胞障害が強い．例えば，出血性敗血症，インフルエンザ肺炎，出血性膵炎がある．

・壊疽性炎は，腐敗菌感染により腐敗分解が生じた炎症で，組織破壊が強く，悪臭がある．例えば，肺壊疽，壊疽性虫垂炎，壊疽性胆嚢炎がある．

□細胞・組織の滲出が軽微で，細胞増殖を主体とする炎症を増殖性炎症いう．例えば，肝硬変，間質性肺炎がある．

□特徴的な肉芽腫を形成する炎症を特異性炎といい，肉芽腫性炎とも呼ばれる．例えば，結核，梅毒，ハンセン病，サルコイドーシスがある．

□肉芽腫とは，刺激物質に対するマクロファージ系細胞による慢性炎症反応で形成される結節である．なお，「腫」とついているが，腫瘍ではない．

□肉芽腫性炎では，しばしば大型化したマクロファージである類上皮細胞や多核巨細胞の出現を伴う．

H. 免疫異常・アレルギー

1. 免疫不全

□液性免疫や細胞性免疫の機構に異常があり，感染や腫瘍発生に対する抵抗力が弱ったものを免疫不全症候群という．

□免疫不全症候群は，先天性の原発性免疫不全とウイルス感染（HIVなど）や薬剤などが原因となる後天性免疫不全に分けられる．

□原発性免疫不全には，ディジョージ症候群，伴性無ガンマグロブリン血症，重症複合免疫不全症などがある．

□ディジョージ症候群は，胸腺の欠損あるいは高度低形成によるT細胞系の障害により細胞性免疫が破綻した疾患である．

□伴性無ガンマグロブリン血症は，X染色体上の遺伝子の突然変異によってB細胞が少なく，抗免疫グロブリン（抗体）が低値となる疾患である．

□重症複合免疫不全症は，T細胞とB細胞がともに少なく，液性・細胞性免疫が障害されて重症感染症を繰り返し，1歳前後で死亡する疾患である．

□ヒト免疫不全ウイルス（HIV）は，CD4陽性リンパ球（ヘルパーT細胞）を破壊し，細胞性免疫を障害する．

2. 自己免疫異常

□自己免疫疾患とは，異常な自己免疫反応により自己を異物と判断して排除しようとする疾患の総称である．例えば，全身性エリテマトーデス，関節リウマチ，強皮症，多発性筋炎，混合性結合組織病，結節性多発性動脈炎，シェーグレン症候群，橋本甲状腺炎などがある．

□全身性エリテマトーデス（SLE）は，若い女性に好発する全身性炎症性病変で，蝶形紅斑，発熱，骨破壊を伴わない関節炎，ループス腎炎などが特徴的である．

□シェーグレン症候群は，涙腺・唾液腺などの腺組織にリンパ球浸潤などが起こり，腺房細胞の萎縮・消失が生じて，涙や唾液などの分泌量が低下するため，眼や口腔などの乾燥を主症状とする疾患であり，40～60代の女性に好発する.

□強皮症（全身性硬化症）は，女性に好発する全身性の結合組織の疾患で，皮膚の硬化・萎縮を特徴とし，内臓の線維化や血管障害などが生じる疾患である.

□強皮症（全身性硬化症）は，レイノー症状を初発症状とすることが多い.

3. アレルギー ■ ■ ■ ■ ■

□免疫反応が生体に対して不利に働くものをアレルギーという.

□アレルギーは，その機序によりⅠ～Ⅳ型に分けられる.

□Ⅰ～Ⅲ型アレルギーは反応時間が短いため即時型アレルギーと呼ばれ，Ⅳ型アレルギーは反応に時間がかかるため遅延型アレルギーと呼ばれる.

□Ⅰ～Ⅲ型アレルギーは液性免疫が関与し，Ⅳ型アレルギーは細胞性免疫が関与する.

□Ⅰ型アレルギー（アナフィラキシー型反応）は，抗原が肥満細胞の上のIgEに結合し，肥満細胞からケミカルメディエーター（ヒスタミンなど）が遊離されて症状が出現する. 例えば，気管支喘息，花粉症，蕁麻疹がある.

□Ⅱ型アレルギー（細胞障害型反応）は，自己の細胞を抗原として抗体（IgG・IgM）が結合し，補体の活性化やマクロファージの貪食が生じて細胞の障害が生じる. 例えば，異型輸血，新生児重症黄疸がある.

□Ⅲ型アレルギー（免疫複合体型反応）は，組織に免疫複合体が沈着し，補体の活性化などが起こり生じる. 例えば，血清病，糸球体腎炎がある.

□Ⅳ型アレルギー（遅延型反応）は，感作Tリンパ球に抗原が作用して細胞性免疫が誘導される反応である. 例えば，ツベルクリン反応，移植片対宿主病，金属アレルギーがある.

I. 腫 瘍

1. 腫瘍の定義

□身体の細胞が正常の細胞分裂のリズムを逸脱し，自律的に異常増殖してできた組織塊を腫瘍といい，新生物とも呼ばれる.
□わが国の死因別疾患では，悪性腫瘍が第1位である.

2. 腫瘍の形態と構造

□良性腫瘍は，一般に増殖が遅く，膨張性に発育し，周囲との境界は明瞭で，組織破壊は少ない.
□悪性腫瘍は，一般に増殖が速く，浸潤性に発育し，周囲と境界は不明瞭で，周囲組織を破壊する.
□膨張性発育とは，周囲組織を圧迫して増殖し，周囲と境界が明瞭な発育様式である.
□浸潤性発育とは，周囲組織に浸潤して増殖し，周囲と境界が不明瞭な発育様式である.
□腫瘍の色調は，血管が少ないため一般に白色から灰白色となる.
□腫瘍によっては特有の色を示すものがあり，黒色腫では黒色，脂肪腫は黄色，褐色細胞腫は褐色を呈する.
□腫瘍の硬さは，腫瘍細胞と結合組織の量の比で決まる.
□結合組織（特に膠原線維）が多い，硬い癌を硬癌（スキルス）という.
□結合組織が少ない，軟い癌を髄様癌という.

3. 腫瘍細胞の特色

□正常細胞と比べた腫瘍細胞の形態異常を異型性という.
□腫瘍細胞では，細胞や核の大小不同がみられる.
□腫瘍細胞では，N/C（核/細胞質）比が増大する.
□腫瘍細胞では，DNA（デオキシリボ核酸）増加による核の濃染がみられる.
□腫瘍細胞では，核小体の顕著化と数の増加がみられる.
□腫瘍細胞では，多数の核分裂像や異常分裂像がみられる.
□細胞は，細胞内に細胞形態の維持や細胞運動・細胞内輸送に関わる蛋白質からなる細胞骨格をもつ.

第4章　病理学概論

□腫瘍細胞の異型性が高く，発生母地が不明で病理診断ができない場合に，細胞骨格の一つである中間径フィラメント（構成蛋白質が細胞の種類によって異なる）を用いることで診断が容易になることがある．例えば，デスミン（筋細胞），ビメンチン（非上皮細胞），サイトケラチン（上皮細胞），GAPE（脳膠組織）がある．

□良性腫瘍と悪性腫瘍の特徴を表4に示す．

表4　良性腫瘍と悪性腫瘍の特徴

	良性腫瘍	悪性腫瘍
増殖速度	遅い	速い
発育形式	膨張性発育	浸潤性発育
分化度	高い	低い
転　移	起こさない	起こす
再　発	少ない	多い
異型性	弱い	強い

□癌の発生は，イニシエーション，プロモーション，プログレッションの3段階で説明され，多段階の過程を経て発生すると考えられており，これを発癌の多段階説と呼ぶ．なお，詳細を以下に示す．
　・イニシエーションは，発癌因子により遺伝子に変異が生じ，分裂を繰り返した後，不死化して固定する過程をいう．
　・プロモーションは，変異・不死化した細胞が，癌化を促進する因子により増殖する過程をいう．
　・プログレッションは，さらに増殖・転移能などを獲得し，臨床的に認識可能な癌となる過程をいう．

□TNM分類は，悪性腫瘍の進展の国際的な指標であり，この分類から病期が決められる．なお，Tは原発腫瘍の大きさ，Nは所属リンパ節転移の有無，Mは遠隔臓器転移の有無を指す．

□腫瘍細胞が原発巣より離れ，他部位に達して新たに増殖・発育することを転移という．

□転移には，リンパ行性転移，血行性転移，播種性転移などがある．

□消化管系の胃癌や大腸癌など，門脈領域の悪性腫瘍は肝臓に血行性転移しやすい．

□前立腺癌は骨に，肝癌は肺に，肺癌は脳に，甲状腺癌は肺に血行性転移しやすい．

□胃癌などの消化器癌などが，左鎖骨上窩リンパ節に転移したものをウィルヒョウ転移という．

□腫瘍が臓器表層まで達し，種をまくように胸膜や腹膜に転移するものを播種性転移という．

□胸膜や腹膜に播種性転移が生じると，癌性胸膜炎や癌性腹膜炎を呈する．

□胃癌などが両側の卵巣に転移した腫瘍をクルーケンベルグ腫瘍と呼ぶ．

□女性では腹膜のダグラス窩（直腸子宮窩）に，男性では膀胱直腸窩に播種性転移したものをシュニッツラー転移という．

□腫瘍の局所的な影響として，圧迫，管腔閉塞，組織破壊，出血，感染，疼痛などがあげられる．

□骨組織への浸潤による破壊では，病的骨折を起こすことがある．なお，肺癌や前立腺癌で多い．

□腫瘍の全身への影響として，悪液質，全身貧血，全身消耗，感染，発熱，内分泌異常などがあげられる．

□膵ランゲルハンス島の腺腫（インスリノーマ）では，インスリン過剰分泌により低血糖となる．

4. 腫瘍の発生原因

□癌発生の外因となる発癌因子として，放射線，化学物質，ウイルスなどがあげられる．

□過去に放射線の造影剤として使用されたトロトラストは，α 線を出して肝癌や悪性血管腫が多発した．

□発癌物質となる化学物質としては，芳香族アミン系物質，アゾ色素，N-ニトロソ化合物などがあげられる．

□発癌ウイルスとしては，エプスタイン・バー・ウイルス，ヒトパピローマウイルス，ヒト T 細胞白血病ウイルス（HTLV-1），B 型・C 型肝炎ウイルスなどがあげられる．

□エプスタイン・バー・ウイルスは，バーキットリンパ腫や鼻咽頭癌の原因となる．

□ヒトパピローマウイルスは，子宮頸癌や陰茎癌の原因となる．

□ヒト T 細胞白血病ウイルスは，成人 T 細胞白血病の原因となる．

- □ B 型・C 型肝炎ウイルスは，肝細胞癌の原因となる．
- □ 胃癌の発生には，ヘリコバクター・ピロリ菌の感染の関与が考えられている．
- □ 癌発生の内因として，遺伝的素因，ホルモン，免疫，栄養，癌抑制遺伝子などがあげられる．
- □ 神経線維腫症（フォンレックリングハウゼン病）や家族性大腸ポリポーシスは，常染色体優性遺伝の疾患である．
- □ 腫瘍細胞にホルモン受容体が存在し，ホルモンの影響を受ける腫瘍をホルモン依存腫瘍という．例えば，前立腺癌，乳癌，子宮内膜癌，卵巣癌，甲状腺癌，下垂体腫瘍，副腎皮質腫瘍などがある．
- □ 発癌を抑制する癌抑制遺伝子として，Rb，p53，BRCA1 などが知られている．

5. 腫瘍の分類　■■■■■

- □ 腫瘍は，発生母地から上皮性腫瘍と非上皮性腫瘍に分けられ，さらに良性腫瘍と悪性腫瘍に分類される．
- □ 悪性上皮性腫瘍は癌腫，悪性非上皮性腫瘍は肉腫ともいわれる．
- □ 腫瘍の分類を表5に示す．

表5　腫瘍の分類

良性上皮性腫瘍	乳頭腫，腺腫
悪性上皮性腫瘍（癌腫）	扁平上皮癌，腺癌，移行上皮癌
良性非上皮性腫瘍	線維腫，血管腫，脂肪腫，筋腫（平滑筋腫，横紋筋腫），骨腫，軟骨腫，神経線維腫，神経鞘腫など
悪性非上皮性腫瘍（肉腫）	線維肉腫，血管肉腫，脂肪肉腫，筋肉腫（平滑筋肉腫，横紋筋肉腫），骨肉腫，軟骨肉腫，白血病，悪性リンパ腫など

- □ 乳頭腫は，表皮や粘膜の細胞が乳頭状に増殖したものである．
- □ 乳頭腫は，発生母地により扁平上皮乳頭腫，移行上皮乳頭腫，円柱上皮乳頭腫の3種がある．
- □ 扁平上皮癌は，重層扁平上皮から発生し浸潤増殖する．
- □ 扁平上皮癌は，その分化度により高分化，中分化，低分化に分けられる．

□ 高分化の扁平上皮癌は，増殖した癌胞巣の中心部にしばしば角化性変化である癌真珠がみられる．なお，低分化の扁平上皮癌では癌真珠はほとんどみられない．

□ 上皮内癌とは，癌が上皮基底膜を超えて浸潤せず，上皮層内にとどまるものである．

□ 異型性が高度な癌腫で，扁平上皮癌，移行上皮癌や腺上皮癌の性格を示さないものを未分化癌という．

□ 未分化癌は，発育増殖が速く，早期に転移し予後不良である．

□ 食道癌や子宮頸癌には，扁平上皮癌がみられる．

□ 肺癌では腺癌が最も多いが，扁平上皮癌もみられ，喫煙との関連が考えられている．

□ 小児に発生する悪性腫瘍には，ウイルムス腫瘍（腎芽腫），肝芽腫，神経芽細胞腫などがある．

□ 骨肉腫は，若年者に発生しやすい．

J. 先天性異常

1. 遺伝子・染色体 ■■■■■

□ 個体の身体的・精神的な特徴，つまり形質は遺伝子によって親から子へと伝えられる．

□ 遺伝子は染色体上に存在し，その本態は DNA（デオキシリボ核酸）である．

□ 遺伝子は，ウイルス，放射線，化学物質などにより変化を生じる場合があり，これを突然変異という．

□ ヒト体細胞の染色体は 46 本であり，このうち 44 本（22 対）は常染色体，残り 2 本が性染色体である．

□ 染色体は，父方と母方由来の染色体が対となり，これを相同染色体という．

□ 相同染色体の同じ遺伝子座に位置する遺伝子を対立遺伝子という．

□ 同じ対立遺伝子のものをホモ接合，違う対立遺伝子のものをヘテロ接合という．

□ ヘテロ接合で一方の遺伝子のみが発現する場合，この遺伝子を優性遺伝子といい，逆に発現しない遺伝子を劣性遺伝子という．

2. 単因子性遺伝疾患　■ ■ ■ ■ ■

- □ 一つの遺伝子の異常により発症する疾患を単因子性遺伝疾患といい，メンデルの法則に従う.
- □ 伴性劣性遺伝病は，X染色体上の遺伝子異常による疾患で，通常は男子に出現する. 例えば，血友病，デュシェンヌ型筋ジストロフィー，緑赤色盲，伴性無ガンマグロブリン血症がある.
- □ 常染色体優性遺伝の疾患は，一方の親が罹患者であれば，子どもの半数に男女差なく発症する. 例えば，マルファン症候群，フォンレックリングハウゼン病，家族性大腸ポリポーシスがある.
- □ 常染色体劣性遺伝の疾患は，劣性ホモ接合で生じ，多くの先天性代謝異常の疾患がこの形式で遺伝する. 例えば，フェニルケトン尿症，メープルシロップ尿症，脂質蓄積症，糖原病，ウィルソン病がある.

3. 多因子性遺伝疾患　■ ■ ■ ■ ■

- □ 知能，身長，血圧，寿命などの形質は多因子性遺伝の形式で遺伝する.
- □ 複数の遺伝的要因と環境要因が合わさって発症する疾患を多因子性遺伝疾患という. 例えば，2型糖尿病，高血圧，統合失調症，躁うつ病などがある.

4. 染色体異常による疾患　■ ■ ■ ■ ■

- □ 染色体異常には，数の異常（トリソミーなど）と形態の異常（欠失，逆位，転座）がある.
- □ 相同染色体が1本過剰に存在するものをトリソミー，1本不足するものをモノソミーという.
- □ 染色体の一部が失われたものを欠失という.
- □ 染色体が2カ所で切断され，断片が逆転し結合したものを逆位という.
- □ 染色体の一部または全体が別の染色体と誤って結合したものを転座という.
- □ 常染色体異常による疾患として，21番染色体のトリソミーであるダウン症や5番染色体の短腕欠失によるネコ鳴き症候群などがあげられる.
- □ 性染色体異常による疾患として，45XO型ターナー症候群や47XXY

型クラインフェルター症候群などがあげられる.

5. 奇　形　　　　　　　　　　　　■ ■ ■ ■ □

□胎生期の臓器に作用し，奇形を誘発する可能性のある因子を催奇形因
　子という．例えば，病原性微生物（ウイルスなど），放射線，薬物や
　毒物，酸素欠乏がある.
□催奇形因子となる微生物として，トキソプラズマ，梅毒，風疹ウイル
　ス，サイトメガロウイルスなどがあげられる.
□アザラシ肢症は，睡眠薬であるサリドマイドによって生じる奇形である.
□放射線によっては小頭症が生じる.
□多くの奇形は，妊娠 3〜10 週末までの臓器が分化する胎芽期に催奇形
　因子によって成立し，これを奇形成立の臨界期と呼ぶ.
□目にみえる部位の奇形を外表奇形，内臓の奇形を内臓奇形という.

第4章　病理学概論

第5章
衛生学・公衆衛生学

A. 健康の概念と疾病の予防

1. 公衆衛生とは　■■■■■

□臨床医学が病気の患者を対象とするのに対し，公衆衛生は集団を対象に共同社会の組織的な努力を通じて集団の健康状態の向上を図る科学・技術である．

2. 健康増進　■■■■■

□世界保健機関（WHO）憲章の前文の中に健康の定義に関する記述されている．

□人々が自らの健康とその決定要因を自らよりよくコントロールできるようにしていく概念をヘルスプロモーションといい，オタワ憲章で採択された．

□プライマリヘルスケアとは，地域性を重視した健康サービスを住民参加と地域資源の活用により推進される包括的ヘルスケアのことであり，アルマ・アタ宣言において WHO が提唱した概念である．

□日本国憲法第 25 条に「すべての国民は，健康で文化的な最低限度の生活を営む権利を有する」と記載され，これを生存権という．

□わが国では，健康日本 21（二次）が平成 25 年よりスタートし，健康寿命の延伸と健康格差の縮小が目標とされている．なお，健康増進法は健康日本 21 の法的基盤である．

3. 疾病予防　■■■■■

□疾病の発生に影響を与える要因は，大きく宿主要因（内因・内部環境要因）と環境要因（外因・外部環境要因）に区分できる．

□病気の発生と相関関係が認められる要因をリスク要因（危険因子）という．例えば，高い血清コレステロール値は心疾患のリスク要因となる．

□疾病の進行段階は，感受性期，発症前期，臨床的疾病期などに分けられ，これらに対応した予防対策を一次予防，二次予防，三次予防と呼ぶ（表1）.

表1　予防手段

一次予防	健康増進	健康教育，生活・栄養指導，環境整備
	特異的予防	予防接種，薬の予防内服，職業病対策
二次予防	早期発見・早期治療	癌などの集団検診，人間ドック
三次予防	悪化防止	適切な治療，傷病進行阻止，後遺症防止
	リハビリテーション	機能回復訓練，職業訓練

B. 公衆衛生

1. 地域保健・医療　■■■■■■

□人々が生活する場所である地域における保健活動を地域保健といい，地域保健法に基づいて行われる．

□地域は，都市の規模，気候，人口や年齢構成などに個性があり，これを地域特性という．なお，地域保健は地域特性を考慮して行われる．

□地域保健活動は，現状把握（Survey），計画（Plan），実施（Do），評価（Check），改善（Act）の5段階に分けられ，この順で実施され，これを SPDCA サイクルと呼ぶ．

□地域保健は，保健所や市町村を中心に行われる．なお，保健所は市町村を技術的に支援する．

□保健所は，地域保健法により規定され，都道府県，保健所政令市，東京都23特別区が設置し，広域的・専門的サービス（精神福祉，難病など）を提供して，全国に468カ所（2022年）設置されている．

□保健所の所長は原則として，一定の基準をみたした医師でなければならない．なお，医師の確保が困難な場合に限り一定の基準を満たした技術職員でもよいが，原則2年でやむえない場合は，さらに2年まで延長できる．保健所の業務を**表2**に示す．

□市町村保健センターは，地域保健法に基づき健康相談，保健指導，健康診査など一般的な対人サービスを行うための利用施設として市町村が設置（設置義務はない）し，全国に2,432カ所（2022年）設置されている．

□医療計画の作成は，医療法に基づき都道府県が策定し，地域医療の構想，必要病床数の算定，医療圏の設定などが記載されている．

表2　保健所の業務

- ・地域保健に関する思想の普及・向上
- ・人口動態統計，その他の地域保健統計
- ・栄養改善および食品衛生
- ・環境衛生（水道，下水道，廃棄物処理）
- ・医事および薬事
- ・保健師に関する事項
- ・公共医療事業の向上および増進
- ・母性・乳幼児・老人の保健
- ・歯科保健
- ・精神保健
- ・難病対策
- ・エイズ，結核，性病，伝染病などの予防
- ・衛生上の試験および検査
- ・その他，地域住民の健康の保持および増進

2. 疫　学　■■■■■

□人間集団における疾病の分布と，その発生原因を研究する科学を疫学という．

□疾病発生の要因は，病因，宿主要因，環境要因に分類され，これらを疫学の三大要因と呼ぶ．

□対象者全員を調べる方法を悉皆（全数）調査といい，全集団から一部を抽出して調査する方法を標本調査という．標本調査の標本は，偏りを減らすため無作為に抽出する．

□悉皆（全数）調査は，時間と費用の点で標本調査に劣るが，対象の選択や計画立案が容易である．

□疫学研究は観察研究と介入研究に大別され，観察研究は記述疫学と分析疫学に分けられる．

□記述疫学は，疾病発生の原因が不明の場合，人・空間（場所）・時間の三方面からその疾病の特徴を正確に記述し，発生原因に関する仮説の設定を目的に行う．

□分析疫学は，記述疫学などで得られた仮説の証明を目的に行うもので，コホート研究や症例対照研究がある．

□コホート研究は，ある要因に暴露した集団（暴露群）と暴露していない集団（非暴露群）を一定期間にわたり追跡調査するものである．例えば，喫煙者群と非喫煙者群を数十年にわたって追跡調査し，肺癌の発生を調べるなどである．

□コホート研究は，観察期間が長いが情報の信頼度は高い．ただし，発生がまれな疾患の研究には適さない．

□症例対照研究は，ある疾患の患者群とその疾患ではない対照群の要因への暴露を過去にさかのぼり比較するものである．例えば，肺癌患者群と肺癌でない対照群の過去の喫煙履歴を調べるなどである．

□症例対照研究は，労力と費用の点において負担が少ないがバイアス（偏り）が生じやすく，コホート研究に比べて信頼性が低い．

□介入研究とは，疾患の危険因子などに実験的な予防や治療などの介入を行い，介入群と非介入群を比較して疾病の増減などを確かめる研究方法である．

□介入研究では，無作為化（ランダム化）比較試験が最も信頼性が高い手法である．なお，無作為化（ランダム化）は，対象者を介入群と非介入群に分ける方法の一つである．

□疫学研究におけるエビデンス（証拠）のレベルは，「専門家の意見」「症例報告」「記述疫学」「症例対照研究（分析疫学）」「コホート研究（分析疫学）」「無作為化比較試験（介入研究）」の順に高くなる．

□疫学研究を行う場合，推定値と真の値の間に誤差（ずれ）が生じ，まったくの偶然で確率的に生じる偶然誤差と，ある要因の影響によるバイアス（偏り）がある．

3. 衛生統計　■ ■ ■ ■ ■

□人口統計のうち，ある一時点に固定して人口の規模や構成を調べる統計を人口静態統計といい，国勢調査はこれに相当する．

□国勢調査は5年に1度，国（総務省統計局）が行い，10月1日午前0時現在の常住人口の事実を全世帯について直接調べる全数調査である．

□人口の構造を性別と年齢別にグラフにしたものを人口ピラミッドと呼ぶ．

□わが国の人口ピラミッドは，昭和25年ごろの「ピラミッド型」から昭和45年ごろの「つりがね型」を経て，現在の2つの膨らみをもつ「つぼ型」にいたる．

□人口ピラミッド各類型の特徴を表3に示す．

□多産多死から多産小死を経て少産少死にいたる，生死の数的変化の現象を人口転換という．

第5章　衛生学・公衆衛生学

31

表3　人口ピラミッド

ピラミッド型	多産多死の傾向，発展途上国に多い
つりがね型	少産少死の傾向，人口の増減が少なく，先進国に多い
つぼ型	出生率が極端に減少，日本や欧州の一部にみられる

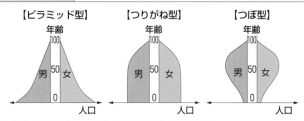

【ピラミッド型】　【つりがね型】　【つぼ型】

□人口統計のうち，一定期間内に発生した出生，死亡，死産，婚姻，離婚などに関する統計を人口動態統計といい，1年間に各市町村で受けた届出について保健所を経て都道府県を経由し，厚生労働省で集計される．

□（粗）死亡率は，「（1年間の死亡数÷人口）×1,000」で求められ，11.7（2021年）である．

□異なる年齢構成の集団を比較するため，年齢構成の影響を計算により調整した死亡率を年齢調整死亡率という．

□X才の人があと何年生きられるかを表した期待値を平均余命，0歳児の平均余命を平均寿命という．日本の平均寿命は，男81.3年，女87.3年（2018年）である．

□50歳以上における死亡数の全死亡総数に対する割合を50歳以上死亡割合（PMI）といい，この値が大きいと長生きして死ぬ者が多いことを意味する．

□2021年のデータでは，わが国の死因順位は第1位から悪性新生物，心疾患，老衰，脳血管疾患，肺炎の順である．

□（粗）出生率は，「（1年間の出生数÷人口）×1,000」で求められ，6.6（2021年）である．

□一人の女性が一生の間に産む子どもの数を年齢別特殊出生率と呼び，1.30（2021年）である．なお，15～49歳までの女子の年齢別出生率

を合計したものを合計特殊出生率という.

□合計特殊出生率の女児だけについて求めた指標を総再生産率という.

□総再生産率に, 母親世代の死亡率を考慮に入れたものを純再生産率という.

□国民生活基礎調査は, 保健, 医療, 福祉, 年金, 所得などに関し, 世帯と世帯員を対象に調査するもので, 3年ごとに大規模調査(中間年の2年は小規模・簡易調査)が行われている. この調査から有訴者率などが得られる.

□患者調査は, 傷病の状況などの実態を明らかにするための調査で, 医療機関を対象に3年ごとに行われ, 受療率などが得られる.

4. 母子保健

□母子保健は, 母性ならびに乳児・幼児の健康の保持・増進を図ることを目的する.

□わが国の母子保健対策は, 健康診査, 保健指導, 療養援護, 医療対策に分けられ, 詳細を以下に示す.

　・健康診査には, 妊産婦健康診査, 乳児健康診査, 1歳6カ月児健康診査, 3歳児健康診査などがある.

　・保健指導として, 妊娠届および母子健康手帳の交付, 保健師などによる訪問指導などがある.

　・療養援護として, 未熟児養育医療や不妊治療に対する経済的支援などがあげられる.

　・医療対策として, 子どもの心の診療ネットワーク事業などがある.

□母子保健対策を推進するため, 母子保健法が昭和40年に制定された.

□妊娠した者は, 市町村長へ妊娠の届け出の義務があり, 妊娠届出によって市町村から母子健康手帳が交付される.

□母子健康手帳は, 妊産婦・乳幼児の医学的な記録などの全国共通の記録部分と, 市長村独自の育児情報などの情報提供部分から構成される. なお, 妊娠期から乳幼児期までの健康に関する情報が, 一つの手帳に記録管理される.

□妊産婦健康診査, 乳幼児健診, 1歳6カ月児健診, 3歳児健診は, 市町村が行う.

第5章 衛生学・公衆衛生学

- □生後1週未満の死亡を早期新生児死亡，生後4週未満の死亡を新生児死亡という．
- □生後1年未満の死亡を乳児死亡と呼び，通常は出生数千に対する比率で観察され，わが国では1.7（2021年）と欧米諸国と比較しても最良の水準である．
- □乳児死亡の原因の1位は，先天奇形・変形および染色体異常（2021年）である．
- □幼児死亡率は1〜4歳の死亡率のことで，該当年齢人口10万に対する比率で表し，原因として不慮の事故が多くみられる．
- □原因不明の乳幼児の突然死を乳幼児突然死症候群という．
- □妊娠満22週以後の死産と生後1週未満の早期新生児死亡を合わせたものを周産期死亡という．
- □妊産婦死亡の原因では，出血や産科的塞栓の割合が高い．
- □妊娠満12週以降の死児の出産を死産といい，自然死産と人工死産に分けられる．
- □自然死産と比べ，人工死産が多い．
- □健やか親子21は，21世紀の母子保健のビジョンであり，健康日本21の一翼を担う．
- □妊娠初期に風疹ウイルスに感染すると，眼症状や心疾患などの症状を示す奇形児が生まれる可能性が高い．
- □サリドマイド系睡眠薬を妊娠初期に内服すると，胎児の四肢奇形や死亡を引き起こす．

5. 学校保健 ■■■■■

- □学校保健は，幼稚園から大学までの園児，児童，生徒，学生および教職員を対象とする．
- □学校保健は，教育活動である保健教育と健康を保持増進するサービス活動である保健管理に大別される．
- □保健教育は，保健体育科などの関連教科や学級活動などを通じた教育過程であり，効果が間接的であるが永続的である．
- □保健管理は，健康診断や健康相談などの対人管理と学校環境の安全・衛生管理などの対物管理からなり，効果が直接的であるが非永続的である．

- □ 保健教育は主に学習指導要領に，保健管理は学校保健安全法に基づいて行われる．
- □ 保健教育には，保健体育科や生活科などの教科としての保健学習やホームルームや学校行事などの教科外の保健指導がある．
- □ 学校保健安全法で定める健康診断には，就学時健康診断，定期健康診断，臨時健康診断，職員健康診断がある．
- □ 定期健康診断は，毎学年の6月末までに学校（学校長が責任者）が実施しなければならない．
- □ 就学時健康診断は原則，就学4カ月前までに市町村教育委員会が実施する．
- □ 健康診断の結果や日常の健康観察により，観察・指導を必要とする児童生徒に対して，養護教諭や学校医などによる健康相談や保健指導が行われる．なお，学校保健安全法に規定されている．
- □ 校長，保健主事，養護教諭，教諭（担任），栄養教諭などは，常勤の学校保健関係職員であり，詳細を以下に示す．
  - ・校長が，学校保健活動の総括責任者である．
  - ・保健主事は，学校保健活動の計画の立案・調整を行う．
  - ・栄養教諭は，栄養指導，食育推進を行う．
- □ 学校三師（学校医，学校歯科医，学校薬剤師）は，非常勤の学校保健関係職員である．
- □ 学校医・学校歯科医・学校薬剤師は，学校保健安全計画の立案に参加する．
- □ 学校薬剤師は，学校環境の衛生検査や医薬品管理の指導助言を行う．
- □ 学校保健安全法により学校長は，感染症を理由に出席を停止させることができる．
- □ 学校感染症は，1～3種に分類される（**表4**）．
- □ インフルエンザの出席停止期間の基準は，「発症後5日を経過し，かつ解熱した後2日（幼児は3日）を経過するまで」である．
- □ 戦後，国民の食生活に大きな変化が生じたことなどを背景とし，児童・生徒の身長や体重は増加傾向を示してきたが，近年は横ばいである．
- □ 児童・生徒の体力・運動能力は，1980年以降から低下傾向を示している．

第5章　衛生学・公衆衛生学

表4　学校感染症

分　類	疾患名	種類の考え方・出席停止期間の基準
第1種	エボラ出血熱，クリミア・コンゴ出血熱，痘そう，南米出血熱，ペスト，マールブルグ病，ラッサ熱，急性灰白髄炎，ジフテリア，重症急性呼吸器症候群（SARS），中東呼吸器症候群（MERS），特定鳥インフルエンザ（H5N1・H7N9）	・感染症法の1類と結核を除く2類感染症．なお，感染症法により新型インフルエンザなどの感染症，指定感染症，新感染症も1類感染症とみなす ・出席停止期間の基準は「治癒するまで」
第2種	インフルエンザ（鳥インフルエンザ，新型インフルエンザなどの感染症を除く），百日咳，麻しん，流行性耳下腺炎，風しん，水痘，咽頭結膜熱，結核，髄膜炎菌性髄膜炎	・空気感染もしくは飛沫感染し，児童・生徒の罹患が多く，学校において流行を広げる可能性が高い感染症 ・出席停止期間の基準は「感染症ごとに，個別に決められている」
第3種	コレラ，細菌性赤痢，腸管出血性大腸菌感染症，腸チフス，パラチフス，流行性角結膜炎，その他の感染症（通常学校でみられないような重大な流行が起こった場合）	・学校教育活動を通じ，学校において流行を広げる可能性がある感染症 ・出席停止期間の基準は「病状により学校医，その他の医師において感染のおそれがないと認めるまで」

□学校保健の対象である年齢層の死亡は，すべての年齢層のうちで最も低く，主な死因は悪性新生物，不慮の事故，自殺などである．

□小学生の被患率1位はう歯，2位は裸眼視力1.0未満で，中高生では1位と2位が逆転する．なお，う歯は減少傾向，裸眼視力1.0未満は増加傾向である．

6. 産業保健　■ ■ ■ ■ ■

□産業保健の意義は，働く人の疾病や災害を予防し，健康を保持・増進することである．

□労働衛生の管理は，作業環境管理，作業管理，健康管理の3つを基本とし，詳細を以下に示す．

・作業環境管理は，有害因子を除き，快適な作業環境で労働できるようにすることをいう．

・作業管理は，作業姿勢など作業そのものを管理することをいう．

・健康管理は，健康診断などにより労働者の健康を管理することをいう．

□労働安全衛生法は，労働災害の防止を目的とする法律で，産業医の職務や労働衛生の 3 管理などが規定されてる．

□労働基準法は，休日，賃金，労働時間などの労働条件の最低基準に関する法律で，ほかに年少者や妊産婦などの就業制限に関しても規定されている．

□労働災害が起こった場合の補償に関する法律が，労働災害補償保険法である．

□トータル・ヘルスプロモーション・プラン（THP）は「心とからだの健康づくり運動」のことで，産業医が中心となって健康測定を行った後，必要に応じて運動指導，保健指導，栄養指導，メンタルヘルスケアが行われる．

□職場の労働環境や作業条件が主要な原因となり発生する疾患を職業病という．なお，詳細を以下に示す．

・熱中症は，高温条件下での作業などで発生し，体温上昇，痙攣，意識障害などがみられる．

・減圧症は，潜水作業や潜函作業などで発生し，急激な減圧による窒素ガスの気泡化などが原因となる．

・騒音性難聴は，80〜90 dB 以上の騒音に長期間暴露され発症し，4,000 Hz を中心とするくさび状の聴力低下がみられる．

・白ろう病は，チェーンソーなど振動などが原因となり，発作的に手が冷たく，白くなる．

・酸素欠乏症は酸素濃度 18％未満で起こり，急性発症し死亡率が高い．

・じん肺は，粉じんによる肺組織の線維化によって起こる．

・石綿（アスベスト）によるじん肺では，肺癌や悪性中皮腫を続発する可能性が高い．

・有機溶剤中毒としては，トルエンの脳萎縮，ベンゼンの再生不良貧血，メタノールの失明などがあげられる．

・VDT（Visual Display Terminals）作業は，パソコンを用いた作業を意味し，眼精疲労や頸肩腕障害の原因となる．

□業務上疾病の1位は「負傷に起因する疾病」であり，その中で災害性腰痛が最多である．なお，業務上疾病のことを職業病という．

□職場で行われる健康診断は，一般健康診断，特殊健康診断，臨時の健康診断に大別され，詳細を以下に示す．

　・一般健康診断は，雇入時健康診断や定期健康診断などのことである．

　・特殊健康診断は，有害業務に従事する者に対する健康診断のことである．

　・臨時の健康診断は，都道府県労働局長が必要と認めた場合に行う健康診断である．

□労働安全衛生法によって，有害因子を取り扱う業務に従事する労働者への特殊健康診断の実施が事業者に義務づけられている．なお，じん肺の特殊健康診断はじん肺法による．

□50人以上の労働者を使用する事業場は，産業医を選任する必要がある．なお，事業場の人数などの条件により非常勤または専属の産業医を選任しなければならない．

7. 成人保健　■■■■■

□わが国の主な死因および疾病構造は，戦後に感染性疾患から悪性新生物，心疾患，脳血管疾患などの生活習慣病に変化した．

□生活習慣病には，癌，脳血管疾患，心疾患，糖尿病，高血圧症，脂質異常症などがある．

□生活習慣病は，国民総死亡の約6割を占めている．

□生活習慣病の背景因子として，環境因子，遺伝因子，生活習慣がある．

□生活習慣には，食生活，運動，喫煙，飲酒，休養などがある．

□悪性新生物・心疾患・肺炎の粗死亡率は，高齢化の影響から増加傾向にあるが，年齢調整死亡率をみると減少傾向である．

□主な悪性腫瘍のリスク因子を表5に示す．

□わが国の胃癌の年齢調整死亡率は，男女ともに減少傾向である．

□虚血性心疾患のリスク因子は，脂質異常症，高血圧，喫煙，糖尿病，肥満などである．

□脳血管疾患のリスク因子として，高血圧，脂質異常症などがあげられる．

□LDL（低比重リポ蛋白質）は，コレステロールを全身へ運ぶ役割を担っており，増加すると動脈硬化などを発症させる．

表5　主な悪性腫瘍のリスク因子

胃癌	高塩分食，喫煙，ピロリ菌	乳癌	喫煙，飲酒，閉経後の肥満
食道癌	喫煙，飲酒，熱い飲食物	肝癌	喫煙，飲酒，B型・C型肝炎ウイルス
大腸癌	喫煙，飲酒，肥満，高脂肪食	肺癌	喫煙，大気汚染
皮膚癌	紫外線	子宮頸癌	喫煙，ヒトパピローマウイルス

□HDL（高比重リポ蛋白質）は，増加したコレステロールを回収・除去し，動脈硬化などを抑制する.

□適度の飲酒や運動は，HDLコレステロールを上昇させるという報告がある.

□糖尿病に対する治療には，まずは食事療法と運動療法がある.

□人口を3区分した場合，0〜14歳を年少人口，15〜64歳を生産年齢人口，65歳以上を老年人口という.

□年少人口と老年人口を合わせて，従属人口という.

□年少人口指数は，「（年少人口÷生産年齢人口）×100」で示される.

□老年人口指数は，「（老年人口÷生産年齢人口）×100」で示される.

□従属人口指数は，「（従属人口÷生産年齢人口）×100」で示される.

□老年化指数は，「（老年人口÷年少人口）×100」で示される.

□メタボリックシンドローム（内臓脂肪症候群）の診断基準では，運動不足や過食などの生活習慣によって生じる内臓脂肪蓄積のほかに，高血糖，脂質異常，高血圧のうち2つ以上を合併することが条件となる.

8. 高齢者保健

□日本の年齢構成は高齢化し，年少人口および生産年齢人口は減少傾向，老年人口は増加傾向にある.

□総人口に占める割合は年少人口が11.8%，生産年齢人口が59.4%，老年人口が28.9%である（2021年）.

□65 歳以上では，有訴者率が約 4 割，通院者率も約 7 割と高くなっている.

□筋や関節などの運動器の障害によって，身体能力（移動機能）が低下した状態をロコモティブシンドロームといい，日本整形外科学会が提唱した概念である.

□QOL（Quality Of Life）とは「生活の質」のことであり，健康日本21 においても重要視されている概念である.

□病気やケガのため身体を動かせないことにより，筋骨格系，呼吸器・循環器系，精神神経系などに障害が起こり，日常生活自立度が低下した状態を廃用症候群という.

□後期高齢者医療制度（長寿医療制度）の対象は，75 歳以上（65 歳以上の一定障害者を含む）の高齢者が対象である.

□後期高齢者医療制度の運営主体は，市町村が加入する後期高齢者医療広域連合である.

□後期高齢者医療制度の財源負担は，患者負担を除き，後期高齢者の保険料が 1 割，現役世代からの支援が 4 割，公費負担が 5 割である.

□後期高齢者医療制度の患者負担は，一般所得者等 1 割，一定以上所得者 2 割，現役なみ所得者 3 割である.

□高齢者医療確保法に基づき 40 歳から 74 歳までの人については，特定健診および特定保健指導が実施され，その実施を医療保険者に義務づけている.

□メタボリックシンドロームに着目した健診である特定健診において，生活習慣の改善が必要と判定された者に，医師や保健師，管理栄養士などが特定保健指導を行う.

□介護保険は，最も新しい社会保険制度で現金給付をベースとする.

□介護保険の保険者は，市町村および特別区である.

□介護保険の保険料は，所得水準に応じて 40 歳以上のすべての国民が支払い，要介護状態になった時，原則 1 割（一定以上所得者 2 割，現役なみ所得者 3 割）の利用者負担で介護サービスが提供される.

□介護保険では，65 歳以上の第 1 号被保険者と，40 歳以上 65 歳未満の第 2 号被保険者に分けられる.

□介護保険法における介護認定は，要支援が 2 段階に，要介護が 5 段階に分類されている.

□介護保険の給付を受けるには，市町村の介護認定審査会において要介護認定を受ける．

□介護保険の認定は，訪問調査に基づくコンピューターによる一次判定に主治医の意見書を考慮し，介護認定審査会による二次判定にて決定される．

9. 食品衛生

□食中毒とは，微生物や有害な化学物質に汚染された食物などの摂取により生じる中毒であり，主な症状として胃腸症状や神経症状などが生じる．

□食中毒を診断した医師は，ただちに保健所に届け出なければならない．

□食中毒の主な原因は，微生物（細菌，ウイルス，寄生虫），化学物質（農薬，ヒ素，PCB，すず），自然毒（毒キノコ，フグ毒）などである．

□近年わが国の食中毒において，事件数で多いのはアニサキス，カンピロバクター，ノロウイルス，患者数で多いのはノロウイルス，カンピロバクター，ウエルシュ菌である．

□細菌性食中毒は，感染型と毒素型に分類される（**表6**）．

□毒素型食中毒（黄色ブドウ球菌やボツリヌス菌）に対しては，抗菌薬の投与は無効である．なお，すでに産生された毒素の摂取により発症しているためである．

□食品を低温で保存すれば細菌の増殖を抑制できるが，細菌が死滅するわけではない．

表6　細菌性食中毒

	感染型	毒素型
機　序	体内で細菌が増殖して発症する	細菌が産生した毒素によって発症する
潜伏期間	長い	短い
例	病原性大腸菌，サルモネラ属菌，腸炎ビブリオ，カンピロバクター	ボツリヌス菌，黄色ブドウ球菌

- □ 黄色ブドウ球菌の食中毒は，細菌が産生する耐熱性の毒素（加熱は無効）であるエンテロトキシンによって生じ，摂食後4時間前後で嘔吐や下痢などの症状が現れる．
- □ 黄色ブドウ球菌は，化膿の原因菌でもあるため，化膿巣がある場合は調理を避ける必要がある．
- □ サルモネラ属菌の食中毒は，肉類，卵などが原因となる場合が多い．
- □ 腸炎ビブリオの食中毒は，魚介類の生食が原因となる場合が多い．なお，腸炎ビブリオは好塩性の細菌である．
- □ ボツリヌス菌の食中毒は消化器症状のほか，複視，眼瞼下垂，嚥下障害，呼吸困難などの神経症状がみられる．なお，ボツリヌス毒素には加熱が有効である．
- □ ノロウイルスによる食中毒は，冬に多く発生し，生ガキが原因になることが多い．
- □ フグの内臓には，神経毒素であるテトロドトキシンが含まれ，知覚・運動神経障害を生じ，放置すれば呼吸筋麻痺により死亡する．
- □ 食料自給率とは，わが国の食料供給に対する国内生産の割合を示す指標で，熱量で換算するカロリーベースと金額で換算する生産額ベースがある．
- □ わが国の食料自給率は，カロリーベースで38%，生産額ベースで63%である（2021年）．
- □ 日本人の食事摂取基準は，健康増進法を根拠に厚生労働省から出される．
- □ 食育とは，健全な食生活を身につけるための教育である．

10.　精神保健 ■■■■■

- □ わが国の精神保健福祉施策は，「入院医療中心から地域生活中心へ」という方針に沿い進められている．
- □ 地域における精神保健活動の第一線の機関は保健所であり，これを技術面で指導・援助する機関として，都道府県ごとに精神保健福祉センターが設けられている．
- □ 精神保健福祉法において，精神障害者は「統合失調症，精神作用物質による急性中毒又はその依存症，知的障害，精神病質その他の精神疾患を有する者」と定義されている．

□ 精神障害の入院受療率は，循環器系疾患や悪性新生物より高い.

□ 精神障害の三次予防として，精神科デイケアやリワークプログラム（職場復帰支援）が行われる.

□ 精神障害者の入院で最も多いのは統合失調症であり，外来患者で多いのは気分障害である.

□ 統合失調症は，思春期前後から 20 代に多く発症し，原因不明で妄想や幻覚などを特徴とする.

□ 気分障害では，気分が異常に高揚した状態を躁状態，気分が沈み込み不安が強い状態をうつ状態といい，この両方かあるいはどちらかが周期的に現れる.

□ 精神的要因の関与で，特に大きい身体疾患を心身症という.

□ 災害・事故や突発の事件などに遭遇した後に生じる精神障害を心的外傷後ストレス障害（PTSD）という.

□ いったん正常に発達・獲得した知的機能（記憶，学習，判断，計画）が損なわれたり，低下した状態を認知症という.

□ 認知症は，アルツハイマー型認知症，レビー（Lewy）小体型認知症などの脳実質の変性で生じる変性性認知症や，脳梗塞や脳出血などによって生じる脳血管性認知症に分類される.

□ 精神保健福祉法では，任意入院，医療保護入院，応急入院，措置入院，緊急措置入院の 5 つの入院形態を定めている.

□ 患者本人の同意に基づく入院が任意入院であり，最も患者数が多い入院形態である.

□ 1 人の精神保健指定医による診察の結果，入院の必要があると認められるが任意入院が行われる状態でない場合に，家族などの同意を得て行われる入院を医療保護入院という.

□ 急速を要して保護者の同意が得られない場合に，1 人の精神保健指定医の診察による 72 時間に限る入院を応急入院という.

□ 2 人以上の精神保健指定医の診察により，自傷他害のおそれがあると診断した場合に行われる入院を措置入院という.

□ 自傷他害のおそれがあると認められた場合で，急速を要する場合に 1 人の精神保健指定医の診察により 72 時間入院させることができる入院を緊急措置入院という.

11. 衛生行政 ■■■■■

□衛生行政とは，憲法 25 条（生存権）に基づき行われる国民の健康の保持増進を目的とする国・地方公共団体の公の活動である（表7）.

表7　日本国憲法　第 25 条

第1項	すべて国民は，健康で文化的な最低限度の生活を営む権利を有する
第2項	国は，すべての生活部面について，社会福祉，社会保障及び公衆衛生の向上及び増進に努めなければならない

□衛生行政活動は，一般衛生行政，学校保健行政，労働衛生行政の3つに大別される.

□わが国の衛生行政機構の概要を以下に示す
- 一般衛生行政：国（厚生労働省）−都道府県（衛生主管部局）−保健所−市町村（衛生主管課係）.
- 労働衛生行政：厚生労働省（労働基準局）−都道府県労働局−労働基準監督署−事業所.
- 学校保健行政：文部科学省（スポーツ・青少年局）−都道府県教育委員会−市町村教育委員会−学校.

□一般衛生行政に関する都道府県の機関として，精神保健福祉センターや地方衛生研究所，市町村の機関に母子健康センター，老人福祉センターなどがある.

□医療法は，良質な医療を提供する体制の確保を図る法律で，医療施設の適切な配置，医療施設の人的構成，構造設備，管理体制，法人に関する規制やインフォームド・コンセントの促進などを定めている.

□当該都道府県における医療提供体制の確保を図るための計画である医療計画は，医療法に基づき都道府県が定める.

□20 床以上の入院施設を有する医療機関が病院であり，19 床以下（0 床を含む）の入院施設を有する医療機関が診療所である.

□WHO は世界的な保健機関で，ジュネーブに本部が設置され，2021 年の加盟国は 194 カ国である.

□WHO の主な活動として，感染症対策，世界各国の衛生統計，水質などの基準作成，医薬品供給，技術協力，研究開発などがあげられる.

□民間のシンクタンクであるローマ・クラブは,「成長の限界」という報告書をまとめ, 経済成長には限界があるという警告を発した.
□国際協力の中で, 行政上の調整や技術などの情報交換などを行い, 自国の向上を目的にするものを国際交流という.
□国際協力の中で, 人的あるいは物的な資源を提供して, 相手国の向上を目的にするものを国際協力といい, 国際協力機構(JICA)はこれにあたる.
□JICA は国際協力機構, ODA は政府開発援助のことである.
□国際労働機関(ILO)は, 全世界における労働者の労働条件の改善を目的とする国連の専門機関である.

C. 感染症

1. 感染と感染症 ■■■■■

□病原体が宿主の体内に侵入して増殖することを感染という.
□感染によりなんらかの症状を呈するものを感染症(顕性感染)という.
□病原体が体内に侵入してから最初の症状が現れるまでの期間を潜伏期という.
□代表的な微生物の潜伏期は,「黄色ブドウ球菌(食中毒):数時間, ボツリヌス菌:12~36時間, 腸炎ビブリオ:6~24時間, コレラ:1~3日, ノロウイルス:1~2日, インフルエンザ:1~3日, マイコプラズマ肺炎:2~3週間, B型肝炎ウイルス:1~3カ月, エイズウイルス:平均10年」である.
□感染しても発病しないものを不顕性感染といい, 日本脳炎や急性灰白髄炎(ポリオ)などでは多くが不顕性感染となる.
□感染成立の3要因として, 感染源, 感染経路, 感受性宿主があげられる.
□感染力が弱い病原体が, 感染に対して抵抗力が低下しているヒトへ感染することを日和見感染といい, 原因微生物として緑膿菌や真菌(カンジダなど)などがあげられる.
□新たに出現した感染症を新興感染症という(表8).

表8　新興感染症

・O-157	・SARS
・高病原性鳥インフルエンザ	・エボラ出血熱　など

□以前から存在し，再び増えるおそれのある感染症を再興感染症という（**表9**）.

表9　再興感染症

・結核	・マラリア
・コレラ	・抗生剤耐性菌感染症　など

□感染症法は，感染症の発生予防やまん延の防止を目的とする法律で1〜5類感染症，新型インフルエンザ等感染症，指定感染症，新感染症の分類を設けている.

□感染症の類型（4・5類などは省略）を**表10**に示す.

表10　感染症の類型

分　類	感染症名	定　義
1類感染症 （7疾患）	エボラ出血熱，クリミア・コンゴ出血熱，痘そう，南米出血熱，ペスト，マールブルグ病，ラッサ熱	感染力や罹患した場合の重篤性などに基づく総合的な観点からみた危険性がきわめて高い感染症
2類感染症 （7疾患）	急性灰白髄炎，結核，ジフテリア，重症急性呼吸器症候群（SARS），中東呼吸器症候群（MERS），鳥インフルエンザ（H5N1，H7N9）	感染力や罹患した場合の重篤性などに基づく総合的な観点からみた危険性が高い感染症
3類感染症 （5疾患）	コレラ，細菌性赤痢，腸管出血性大腸菌感染症，腸チフス，パラチフス	感染力や罹患した場合の重篤性などに基づく総合的な観点からみた危険性は高くないものの，特定の職業に就業することにより感染症の集団発生を起こしうる感染症

2. 感染源(病原体)

□感染の原因となる微生物・構造物を感染源(病原体)といい, 寄生虫, 真菌, 細菌, ウイルスなどがあげられる.

□寄生虫は, 細胞壁をもたない真核生物で, 単細胞の原虫, 多細胞の蠕虫に分けられる.

□真菌は, 細胞壁をもつ真核生物で, カビや酵母などがこれにあたる.

□細菌は, 細胞壁をもつ原核生物で, 細胞壁の違いによりグラム陽性菌と陰性菌に分けられる.

□スピロヘータはらせん状の細菌で, 梅毒トレポネーマなどがあげられる.

□細胞の外では, 増殖できない病原性細菌を偏性細胞内寄生菌といい, リケッチアやクラミジアなどがあげられる.

□ウイルスは生きた細胞に寄生し, 細菌などと異なり細胞構造をもたない遺伝情報 (DNA または RNA の一方のみ) が膜に包まれた単純な粒子状構造物である.

□代表的な病原体を表11 に示す.

表11 病原体

原 虫	マラリア (ハマダラ蚊により媒介), トキソプラズマ, アメーバ赤痢
真 菌	カンジダ, 白癬菌 (足白癬はいわゆる「水虫」)
細 菌	コレラ, 百日咳菌, 破傷風, ボツリヌス, ジフテリア, 結核
ウイルス	ヘルペス, 日本脳炎, ポリオ, 狂犬病, 麻疹, 風疹, エイズ
リケッチア	ツツガムシ病, 発疹チフス
クラミジア	オウム病 (鳥類からヒトに感染), トラコーマ (伝染性の角結膜炎)
スピロヘータ	梅毒トレポネーマ

□酸素がない環境下で増殖する嫌気性菌の破傷風菌やガス壊疽菌群は, 土壌などを病原巣とする.

□ヒトとヒト以外の脊椎動物の両方に感染するような感染症を人畜共通感染症といい, 狂犬病や日本脳炎などがこれに相当する.

□症状は呈さないが病原体を保有，無自覚の者を保菌者といい，危険な感染源となる．

3. 感染経路　■■■■■

□病原体が感染源から出発し，他の宿主に侵入するまでの道筋を感染経路という．

□感染経路は，母子間の胎盤・産道・母乳を介する垂直感染（母子感染）と，それ以外の水平感染に分けられる．

□病原巣との距離的・時間的関係から水平感染は，さらに接触感染，飛沫感染，空気感染，媒介物感染，媒介動物感染に分類される．

□接触感染は，接触，性交，土壌などによる感染で，梅毒，B型肝炎，HIV感染症などがあげられる．

□感染者の咳などに含まれる飛沫を吸い込むことで生じるものを飛沫感染といい，インフルエンザ，百日咳などがあげられる．

□飛沫が乾燥した小さな飛沫核が空気中に漂うことで生じるものを空気感染といい，麻疹，水痘，結核などがあげられる．

4. 宿主の感受性　■■■■■

□感染に対する固体の感受性は，人種，遺伝，年齢，性，栄養，習慣，疲労度，免疫の有無などにより異なる．

□特定の感染症に対する特異的な抵抗力を有している状態を免疫といい，自然な感染または予防接種による能動免疫や，他の個体の抗体を受けとる受動免疫に分けられる．

□能動免疫には，自然な感染による自然能動免疫と，ワクチン接種などによる人工能動免疫がある．

□受動免疫には，胎盤や母乳を介して母親から抗体を得る自然受動免疫と，血清療法や免疫グロブリン製剤投与による人工受動免疫がある．

5. 感染症の予防対策　■■■■■

□感染症の予防は，感染源，感染経路，感受性宿主の3要因に対して適切に実施することが基本となる（**表12**）．

□予防接種は，弱毒化・無毒化した病原体の抗原（ワクチン）を生体に接種して獲得免疫反応を促し，宿主の抵抗力を上げて感染予防を図

表12　感染症の予防

感染源の対策	感染源の発見，隔離など
感染経路の対策	換気，マスクの使用，手洗い，消毒，学校や事業所などの臨時休業，媒介動物などの駆除など
感受性宿主の対策	一般的抵抗力の増強，予防接種，免疫グロブリン投与など

る方法である.

□予防接種は，感染の流行を防ぐ集団予防と，個々人の感染症罹患を防ぐ個人予防を目的とする.

□ワクチンは，弱毒生ワクチンと広義の不活化ワクチンに分けられる.

□感染性を弱めた病原体を利用するワクチンを弱毒生ワクチンといい，強い免疫を得られるが，感染症状を呈する場合がある. 例えば，結核（BCG），麻疹，風疹，水痘，黄熱，流行性耳下腺炎（ムンプス）などがある.

□広義の不活化ワクチンは，さらに狭義の不活化ワクチン，成分ワクチン，遺伝子組み換えワクチン，トキソイドに分けられる.

□死滅させた病原体を利用するワクチンが狭義の不活化ワクチンである. 例えば，ポリオ，日本脳炎，A型肝炎，インフルエンザである.

□病原体の抗原成分のみを精製して利用するものが成分ワクチンである. 例えば，百日咳である.

□遺伝子組換え技術を用いて，大腸菌や酵母につくらせた抗原を利用するものが遺伝子組み換えワクチンである. 例えば，B型肝炎，ヒトパピローマウイルスである.

□病原体の産生する毒素を無毒化したものを利用するものがトキソイドである. 例えば，ジフテリア，破傷風である.

□予防接種は，予防接種法によって受けるように努めなければならい推奨接種と，法によらない任意接種に分けられる.

D. 消 毒

1. 消毒法の一般 ▪▪▪▪▪

□健全な家庭生活や社会生活を営むために消毒が必要となる.

□すべての微生物を死滅させて除去すること滅菌という.

□人体に有害な病原微生物をある程度減らし，伝播を防止することを消毒という.

□微生物の増殖を抑制し，腐敗を防ぐことを防腐という.

□冷蔵や塩漬けなどは，防腐に相当する.

□消毒・滅菌ともに血液や蛋白質，脂質などの有機物などが存在すると効果が減弱するため，事前に十分な洗浄が必要である.

2. 種類と方法　■■■■■

□消毒法・滅菌法には，光や熱による理学的方法と化学薬剤による化学的方法がある.

□理学的消毒法・滅菌法の詳細を以下に示す.

・日光消毒：日光に含まれる赤外線や紫外線を用いた消毒法をいう.

・紫外線消毒法：一般に 254 nm の紫外線が用いられ，器具の保管時などに利用される.

・煮沸法：100℃のお湯で 15 分間以上加熱する消毒法をいう.

・低温消毒法：65℃前後の温度で 30 分以上加熱する消毒法をいい，牛乳やワインの消毒に利用される.

・焼却法：病原微生物に汚染された廃棄物などに利用される.

・乾熱滅菌法：乾燥空気中で加熱する滅菌法で，160℃ /2 時間～190℃ /30 分の条件で行う.

・高圧蒸気滅菌法（オートクレーブ）：121℃，2 気圧，15 分の条件などで行う.

・γ 線滅菌：シリンジやチューブ類などの熱に弱い器具などに用いる.

□化学的消毒法・滅菌法の詳細を以下に示す.

・酸化エチレンガス滅菌法：光学器械類などに利用し，残存ガスに注意が必要である.

・過酸化水素低温ガスプラズマ滅菌法：過酸化水素をプラズマ状態にして滅菌する方法をいう.

・消毒薬（化学物質）による消毒（スポルディングの分類）を表13に示す.

□消毒薬の効力を左右する要素として，温度，濃度，時間があげられる.

□グルタラール，フタラール，過酢酸などは，皮膚や粘膜などの生体には利用できない.

表13　スポルディングの分類

高水準消毒	芽胞が多数存在する場合を除き，すべての微生物を死滅させる. なお，グルタラール，フタラール，過酢酸などがある
中水準消毒	結核菌，栄養型細菌，ほとんどのウイルスや真菌を死滅させるが芽胞は残る. なお，次亜塩素酸ナトリウム，ポビドンヨード，エタノール，フェノールなどがある
低水準消毒	ほとんどの栄養型細菌，ある種のウイルス，ある種の真菌を死滅させる. なお，両性界面活性剤，第四級アンモニウム塩，クロルヘキシジンなどがある

□次亜塩素酸ナトリウムやポビドンヨードなどは金属腐食性があり，金属器具には使用できない.

□吐しゃ物などによる汚染物の消毒には，次亜塩素酸ナトリウムが用いられる.

3.　消毒法の応用 ■■■■■

□手指の消毒には，水を使って手をこすり合わせる機械的清拭法や，酒精綿などを用いる化学的清拭法がある.

□手指の消毒では，石鹸と流水を用いて少なくとも30秒くらいの手洗いを行い，必要に応じてアルコール系速乾性手指消毒薬などを使用する. なお，水は冷水より温水を用いたほうが効果が高い.

□術前の手洗いでは，肘関節まで3〜6分かけて行う.

□手洗いの手順を表14に示す.

表14　洗いの手順

①手掌を合わせて洗う	④指の間を洗う
②手の甲を伸ばすように洗う	⑤親指と手掌をねじり洗いをする
③指先，爪先の内側を洗う	⑥手首も忘れずに洗う

□手洗いにおいて洗い残しが生じやすい部位は，指先，手の甲，指の間，親指のつけ根，手首などがあげられる.

□流水による手洗いができない場合は，酒精綿（アルコール）や速乾性擦式消毒薬などを用いてもよい.

□手術野の消毒には，グルコン酸クロルヘキシジン，ポピドンヨード，塩化ベンザルコニウム，両性界面活性剤などが用いられる.

□通常，予防接種における皮膚の消毒はアルコール（エタノール）が用いられる.

□米国疾病管理予防センターが推奨する院内感染予防の基本は，第１段階のスタンダードプリコーション（標準予防策）と第２段階の感染経路別予防策を順守することである.

□スタンダードプリコーションとは，すべての患者の血液や分泌物などの湿性物質に感染の危険があると考えて対応する感染予防策のことで，手洗いや手袋，マスク，ガウンの着用などが推奨されている.

□感染経路別予防策は，スタンダードプリコーションだけでは予防できない感染性の強い，あるいは疫学的に重要な病原体に用いられ，特に空気感染，飛沫感染，接触感染の３つの感染経路への対策が重要である.

E. 環境衛生

1. 環境と適応

□ヒトを取り巻く有形無形の外部条件を環境という.

□環境は，自然的環境（物理的環境，化学的環境，生物的環境）と人工的環境（社会環境，文化環境）に大きく分けられ，詳細を以下に示す.
・物理的環境は，光，熱，気流，騒音，放射線，気圧などをいう.
・化学的環境は，水，大気，土壌の成分，天然物質，人工化学物質などをいう.
・生物学的環境は，人間，動植物，昆虫，微生物などをいう.
・社会・文化環境は，友人，家庭，地域社会，言語，政治，経済，宗教，習慣，医療体制などをいう.

□外部環境の変化に対して恒常性を維持する機能が働き，外部環境の変化に対応することを順応という.

□外部環境の変化が長期間に及んだため，遺伝的変化を伴い外部環境の変化に対応することを適応という.

□化学物質などが生物内に取り込まれ，小生物から大生物，また食物連鎖によって上位の捕食者へ移動し，化学物質の濃度が高くなってい

くことを生物濃縮という.

2. 環境と健康 ■■■■■

□空気の正常成分に関して表15に示す.

表15　空気の正常成分

窒　素	空気の約78%，不活性ガス
酸　素	大気中に約21%
二酸化炭素	大気中に約0.03%（呼気中に約4%），建築物環境衛生管理基準値は0.1%以下
その他	アルゴン（大気中に約0.9%あり3番目に多い），ヘリウム，ネオン

□大気汚染に関わる空気の異常成分には，一酸化炭素，硫黄酸化物，窒素酸化物，光化学オキシダントなどがある.

□一酸化炭素は，不完全燃焼の際などに発生し，ヘモグロビンとの結合力が強い.

□硫黄酸化物は，硫黄成分を含む石炭・石油などの化石燃料の燃焼によって発生し，酸性雨や四日市喘息の原因などになる.

□窒素酸化物は，化石燃料の燃焼によって発生し，光化学スモッグや酸性雨の原因となる.

□光化学オキシダントは，光化学スモッグの原因となる物質で，炭化水素類と窒素酸化物が紫外線によって反応し生成されるオゾン，パーオキシアセチルナイトレイト（PAN）やアルデヒド類などの総称であり，目や喉の粘膜を刺激する.

□発生源から直接排出される物質を一次汚染物質，これらの汚染物質が化学変化し生成された汚染物質を二次汚染物質という. なお，炭化水素類と窒素酸化物などは一次汚染物質，光化学オキシダントは二次汚染物質である.

□大気中に漂う粒子径が10 μm以下の粒子状物質を浮遊粒子状物質（SPM）という.

□浮遊粒子状物質のうち2.5 μm以下の粒子状物質を極小粒子状物質（PM2.5）といい，粒子が小さいため肺の深部にまで入りやすく，呼吸器への影響が大きい.

□温熱の要素は，気温，気湿，気流，輻射熱の4つである．
□アウグスト乾湿度温度計は，気温と気湿を測定できる．
□アスマン通風乾湿温度計は，気温と気湿を測定できる．
□カタ寒暖計は気流を，黒球温度計は輻射熱を測定できる．
□感覚温度（実効温度）は，気温，湿度，気流を組み合わせた総合的な温熱の尺度である．
□修正感覚温度（修正実効温度）は，輻射熱，気湿，気流を組み合わせた総合的な温熱の尺度である．
□不快指数は，気温と湿度によって蒸し暑さを表す指数である．なお，不快指数は70を超えると不快に感じる人が増え，75以上で半数の人が不快と感じ，80を超えるとほとんどの人が不快と感じる．

$$不快指数＝0.72×（乾球温度＋湿球温度）＋40.6$$

□気温や湿度，気流，日照，雲量，降水量などの大気の総合的な状態を気候という．
□音の強さ（音圧）を表す単位はdB（デシベル），音の高さを表す単位はHz（ヘルツ）である．
□騒音レベルは，一般的には物理的に測定した騒音の強さに人間の可聴周波数を加味し，補正したA特性で計測してdB（A）で表す．
□不快に感じたり，聴覚障害を生じたりする音を騒音といい，典型7公害の一つである．
□騒音レベルが130dBぐらいになると耳に疼痛を感じ，鼓膜損傷のおそれがある．
□85dB以上の騒音に長期間，繰り返し曝露されると騒音性難聴が起こる．
□放射線は，被照射物をイオン化する電離放射線とイオン化しない非電離放射線に分けられる．なお，狭義の放射線は電離放射線を指す．
□生物の細胞に電離放射線があたると，細胞分裂中の細胞の核酸，DNA・RNAの構造などが変化する．
□電離放射線の人体への影響は，確定的影響と確率的影響に分けられる．
□電離放射線は，粒子放射線と電磁放射線に分けられる（**表16**）．

表 16 電離放射線

粒子放射線	α 線, β 線, 中性子線など
電磁放射線	γ 線, X 線など

□非電離放射線には，可視光線，赤外線，紫外線，電波などがある．

□放射線の強さ（放射能）を表す単位をベクレル（Bq），吸収線量の単位をグレイ（Gy），人体が受ける放射線の生体影響の大きさを表す単位をシーベルト（Sv）という．

3. 住居・衣服と健康

□衣服着用の目的として，衣服下気候の形成による体温調節，日光や外傷などからの身体保護，身体の清潔保持，装飾審美的な目的，制服・職業服などの社会的役割などがあげられる．

□皮膚と衣服の間に形成される外界環境とは異なる空気の層を，衣服下気候という．

□衣服下気候は，外気温 10〜26°くらいの範囲であれば，温度 32±1℃，湿度 50〜60%と一定である．

□住居における窓からの採光（自然照明）のためには，開角 4〜5°以上，入射角 28°以上の窓が必要である．なお，開角は窓をとおして空のみえる範囲を呼び，入射角は室内に入る光の最大角度を呼ぶ．

□昼間の自然光による室内照度と戸外照度の比率を昼光率といい，1%以上であれば良好とされる．

□屋内空気の環境基準は，労働安全衛生法の「事務所衛生基準規則」などに設定されている．

□事務所衛生基準規則による室内空気環境基準を表 17 に示す．

□気積は「床面積×天井の高さ」で計算され，事務所衛生基準規則では1人あたり 10 m³ 以上とされている．

□室内の空気汚染の指標として，二酸化炭素濃度が用いられる．

□室内の空気を清浄に保つために必要な最低限の換気量を必要換気量といい，1人1時間あたり 33 m³/hr である．

第5章 衛生学・公衆衛生学

表17　事務所衛生基準規則による室内空気環境基準

気　積	10 m³/ 人以上
気　温	17℃（冬）〜28℃（夏），努力目標
湿　度	40〜70%，努力目標
気　流	0.5 m/ 秒以下
二酸化炭素	0.5%以下
一酸化炭素	50 ppm 以下
浮遊粉じん	0.15 mg/m³ 以下
ホルムアルデヒド	0.1 mg/m³ 以下

4. 上水・下水

□ヒトが飲むために供給される水が上水であり，わが国の上水道普及率は約98.1%（2020年）である.

□水の浄水は，沈殿，濾過，消毒の過程を経て行われる.

□わが国では，凝集剤を使用する急速濾過が主流である.

□消毒には，安価で強力な塩素が用いられ，給水栓末端で遊離残留塩素濃度を0.1 ppm 以上含んでいなければいけない.

□トリハロメタンは，上水中の有機物と塩素が反応して生成される物質で発癌性がある.

□水道水の水質基準は，水道法により決められている.

□上水中に大腸菌は，検出されてはならない. なお，一般細菌は100コロニー /mL 以下とされている.

□水道水の水質基準中の硝酸態窒素や亜硝酸態窒素は，生物の死骸や排泄物が分解されたものであり，有機物汚染の指標となる.

□ヒトの生活・事業に伴う排水や雨水などを下水といい，わが国の下水道普及率は約80.1%（2020年）である.

□下水は，メッシュや沈殿池などで大きな浮遊物などを取り除く予備処理（一次処理）の後，本処理（二次処理），消毒を経て，さまざまな検査の後に河や海に放流される.

□下水処理の本処理は，嫌気微生物を利用した嫌気的処理法と好気微生物を利用する好気的処理法に大別できる.

□わが国で広く普及している下水処理法は，好気的処理法である活性汚泥法である．

□水質汚濁の指標を**表18**に示す．

表18　水質汚濁の指標

pH	酸・アルカリの指標
DO（溶存酸素量）	水に溶け込んでいる酸素量で，値が高いと水が清浄であることを意味する
BOD（生物学的酸素要求量）	水中の有機物を好気性細菌が酸化分解するのに必要な酸素量で，値が高いと汚染が高度であることを意味する
COD（化学的酸素要求量）	水中の有機物などを酸化還元物質で酸化するのに必要な酸素量で，値が高いと汚染が高度であることを意味する
SS（浮遊物質）	水に溶けない懸濁性物質（2 mm以下）の量で，値が高いと汚染が高度で，水が濁っている

5. 廃棄物　■■■■■

□廃棄物は，産業廃棄物と一般廃棄物に大きく分けられ，これらの廃棄物の処理に関しては廃棄物処理法（廃棄物の処理および清掃に関する法律）に規定されている．

□産業廃棄物とは，事業活動で発生したもののうち法律で定められた20種類を指し，処理の責任は事業者にある．なお，燃え殻，汚泥，廃油，廃酸，廃アルカリ，廃プラスチック類，木屑などがある．

□一般廃棄物とは，産業廃棄物以外の廃棄物を指し，処理責任は市町村にある．

□廃棄物処理法では，「爆発性，毒性，感染性その他の人の健康または生活環境に係る被害を生ずるおそれがある性状を有する廃棄物」を特別管理廃棄物として規定し，通常の廃棄物よりも厳しい規制を行っている．

□医療施設から出た体液で汚染された廃棄物は感染性廃棄物であり，特別管理廃棄物に該当する．

□血液などが付着したガーゼなどは感染性一般廃棄物として，注射針やメスは感染性産業廃棄物として扱われる．

□感染性廃棄物を保管する容器には，バイオハザードマークを付けるよう定められている

6. 公　害

□公害は，環境基本法により「事業活動その他の人の活動に伴って生ずる，相当範囲にわたる大気の汚染，水質の汚濁，土壌の汚染，騒音，振動，地盤の沈下および悪臭によって，人の健康または生活環境に係る被害が生ずること」と定義されている．

□大気汚染，水質汚濁，土壌汚染，地盤沈下，騒音，振動，悪臭を典型7公害という．

□水質汚濁によって住民の健康障害が発生した事例として，熊本県で発生した熊本水俣病や阿賀野川流域で発生した新潟水俣病があげられ，これらはメチル水銀が原因である．

□富山県神通川流域で発生したイタイイタイ病は，腎障害や骨軟化症を起こし，原因はカドミウムである．

□四日市喘息は，石油コンビナートから排出された二酸化硫黄などによる大気汚染である．

□水俣病，イタイイタイ病，四日市喘息，新潟水俣病は，四大公害病と呼ばれる．

□慢性ヒ素中毒を起こした公害として，宮崎県の土呂久鉱害や島根県の笹ヶ谷鉱害があげられる．

第6章
一般臨床医学

A. 消化器疾患 ──────── □□□□□

□逆流性食道炎の概念・症状について以下に示す.

概　念	胃酸の逆流により，食道粘膜にびらんや潰瘍（粘膜下層におよぶ組織の欠損）などをきたす疾患である
症　状	胸やけ，呑酸（口の中に上がってくる酸っぱい味覚）などがみられる

□食道癌の特徴・症状について以下に示す.

特　徴	組織型では扁平上皮癌が多く，胸部中部食道に好発する．危険因子としては，アルコール，喫煙，熱い食事などがあげられる
症　状	初期は，無症状である

□マロリー・ワイス症候群の概念・原因について以下に示す.

概　念	嘔吐の反復により食道下端の粘膜に裂創が生じ，吐血をきたす疾患である
原　因	過度のアルコール摂取などがあげられる

□食道静脈瘤の概念・原因について以下に示す.

概　念	食道粘膜下層の静脈が拡張・怒張した状態をいう
原　因	肝硬変などによる門脈圧の亢進があげられる

□ヘリコバクター・ピロリ感染症の概念・特徴について以下に示す.

概　念	強酸性の胃粘膜に感染・生息するグラム陰性桿菌ヘリコバクター・ピロリによる感染症である
特　徴	慢性胃炎や胃潰瘍，十二指腸潰瘍，胃癌の発症と関連がある

第II部　各試験科目別問題

□ 胃・十二指腸潰瘍の概念・症状について以下に示す．

概　念	胃酸や消化酵素が自己の組織に作用する自己消化によって，潰瘍を形成する疾患であり，消化性潰瘍ともいわれる
症　状	胃潰瘍では食後に，十二指腸潰瘍では空腹時に心窩部痛がみられる．出血すると，コーヒー残渣様の吐血やタール便がみられる

□ 潰瘍性大腸炎の概念・特徴について以下に示す．

概　念	大腸粘膜にびらんや潰瘍が生じる原因不明のびまん性炎症性疾患である
特　徴	直腸から始まる連続性の病変がみられる

□ クローン病の概念・特徴について以下に示す．

概　念	原因不明の肉芽腫性炎症性病変である
特　徴	病変は非連続性で，口から肛門までのすべての消化管に起こりうるが，回盲部に好発する．消化管壁は，全層性に障害される

□ 過敏性腸症候群（IBS）の概念・分類について以下に示す．

概　念	器質的な病変がみられないにもかかわらず，消化器症状がみられる症候群である
分　類	便秘型，下痢型，それらを繰り返す交替型などがある

□ 虚血性大腸炎の概念・症状について以下に示す．

概　念	動脈硬化や慢性の便秘などが原因となり，大腸の血行障害を起こす疾患である
症　状	突然の腹痛と下血，下痢で発症する

□ 大腸癌の特徴・検査について以下に示す．

特　徴	多くは腺癌で，直腸やS状結腸に好発する
検　査	腫瘍マーカーとしてCEAやCA19-9が用いられる

□家族性大腸ポリポーシスの概念・治療について以下に示す.

概 念	大腸粘膜に 100 個以上のポリープができる遺伝性疾患である
治 療	放置すると癌化する確率が高い

□虫垂炎の病態・診断について以下に示す.

病 態	糞石や食物残渣, リンパ組織の腫大, 腫瘍などにより虫垂の内腔が閉塞して, 二次的に感染が加わることで発症する
診 断	マックバーネー点(右上前腸骨棘と臍を結んだ外側 3 分の 1 の位置)の圧痛がみられる

□腸閉塞(イレウス)の概念・症状について以下に示す.

概 念	腸管内容の肛門側への通過が障害された状態である
症 状	排便・排ガスの停止, 腹部膨満感, 腹痛, 嘔吐などがみられる

□A 型肝炎の概念・経過について以下に示す.

概 念	A 型肝炎ウイルス(HAV)の経口感染により一過性の急性肝炎症状を起こす疾患である
経 過	終生免疫が得られるため, 慢性化はしない

□B 型肝炎の特徴・診断について以下に示す.

特 徴	B 型肝炎ウイルス(HBV)の血液・性・母子感染により発症し, 慢性化することもある
診 断	血清中の HBe 抗原, HBs 抗原は感染の状態を示す. また, 血清中の HBc 抗体, HBe 抗体, HBs 抗体は感染の既往を示す

□C 型肝炎の特徴・予防について以下に示す.

特 徴	C 型肝炎ウイルス(HCV)の血液により感染し, 慢性化率が高い
予 防	現在, 有効な予防接種は存在しない

□ 劇症肝炎の特徴・原因について以下に示す.

概　念	急激で広範な肝細胞壊死により，高度の肝不全を呈する予後不良な疾患である
原　因	B 型肝炎が最も多い

□ 慢性肝炎の原因・症状について以下に示す.

原　因	B 型肝炎ウイルス（HBV）や C 型肝炎ウイルス（HCV）の感染によるものが多い
症　状	無症状のことが多い

□ 肝硬変の概念・症状について以下に示す.

概　念	肝細胞が死滅または減少することによって，肝臓が硬く変化し，機能が著しく減衰する状態である
症　状	皮膚症状として，クモ状血管腫，手掌紅斑がみられ，性ホルモンの代謝障害により女性化乳房がみられる．また，門脈圧亢進症状として，メズサの頭（腹壁静脈の怒張），脾腫，食道・胃静脈瘤，腹水貯留などがみられる

□ 肝細胞癌の原因・診断について以下に示す.

原　因	多くは C 型肝炎による肝硬変や慢性肝炎を経て発症する
診　断	腫瘍マーカーとして，AFP，PIVKA-Ⅱが用いられる

□ 胆石症の分類・特徴・症状について以下に示す.

分　類	結石が形成される部位により，胆嚢結石（最多 80%），総胆管結石，肝内胆管結石に分類される
特　徴	コレステロール結石が多く，そのほかにはビリルビン結石などがみられる
症　状	胆嚢結石では，無症状が多い．また，胆石が胆嚢頸部や胆管に嵌頓すると，右季肋部や心窩部などの疼痛が生じる

□胆嚢炎の原因・症状について以下に示す.

原　因	胆嚢結石が原因となることが多い
症　状	激しく持続的な上腹部痛，発熱，黄疸などがみられる

□急性膵炎の病態・検査について以下に示す.

病　態	アルコールや胆石が原因となり，膵酵素が膵実質を破壊する自己消化によって生じる
検　査	血清・尿中膵逸脱酵素（アミラーゼやリパーゼなど）の上昇がみられる

B. 呼吸器疾患 ── □□□□□

□呼吸器疾患の症候（咳嗽・喀痰・起座呼吸）について以下に示す.

咳　嗽	気道に侵入した異物を排出するための生体防御反射である．咳嗽には，喀痰を伴う湿性咳嗽と，伴わない乾性咳嗽がある
喀　痰	気道分泌液が塊となって排出されたもので，肺炎や気管支炎では，膿性痰がみられる．また，肺水腫ではピンク色の泡沫状痰がみられ，肺癌，肺結核，気管支拡張症では血痰がみられる
起座呼吸	背臥位では，静脈還流量の増加により肺うっ血が増強するため呼吸困難を起こし，座位になると軽減する状態となる．なお，左心不全や気管支喘息の発作時にみられる

□肺水腫の概念・分類について以下に示す.

概　念	肺胞周囲の毛細血管から液体成分が肺胞内に滲み出し，呼吸困難を引き起こす状態をいう
分　類	左心不全などが原因となる心原性肺水腫と，それ以外の非心原性肺水腫に分けられる

□胸水の種類について以下に示す.

漏出性胸水	蛋白成分が少なく，心不全や肝不全，腎不全などで増加する
滲出性胸水	蛋白成分が多く，胸膜炎や膠原病などの炎症性疾患でみられる

□胸部の打診音（清音，濁音）について以下に示す．

清　音	持続が長く，低調かつ大きく澄んだ音（共鳴音）で，肺の正常な打診音である
濁　音	肺炎や結核，無気肺，胸水貯留などで含気量が低下すると聞かれる

□胸部の聴診音（正常・異常呼吸音）について以下に示す．

正常呼吸音	気管呼吸音，気管支呼吸音，肺胞呼吸音がある
異常呼吸音	ラ音と胸膜摩擦音がある

□ラ音について以下に示す．

連続性ラ音（気道の狭窄などで聞かれる）	笛音	高音性で，気管支喘息などで聴取される
	いびき音	低音性である
断続性ラ音	捻髪音	硬くなった肺胞が遅れて開く時に生じ，肺線維症などで聴取される
	水泡音	気道内分泌液の貯留が原因となる

□換気障害の分類について以下に示す．

閉塞性換気障害	呼吸機能検査において，1秒率が70%未満に低下する換気障害をいい，呼気の延長や残気量の増加を特徴とする．慢性閉塞性肺疾患（COPD）や気管支喘息などでみられる
拘束性換気障害	%肺活量（計算によって求められる予測肺活量に対する実測肺活量の割合）が80%未満に低下する換気障害をいい，肺の拡張不全や容量の減少を特徴とする．間質性肺炎や肺線維症などでみられる

□かぜ症候群の概念・原因について以下に示す．

概　念	最も頻度の高い呼吸器感染症であり，鼻腔・咽頭・喉頭などの上気道粘膜の急性カタル性炎症の総称である
原　因	ウイルス感染によるものが多い

□肺炎の分類・検査について以下に示す.

分 類	【市中肺炎】 病院外で発症し，肺炎球菌によるものが多く，高熱や強い呼吸困難，胸痛，咳などがみられる 【院内肺炎】 入院後 48 時間以降に発症するものをいう
検 査	血中酸素飽和度（SpO₂）の低下，呼吸数の増加，C 反応性蛋白（CRP）の上昇，白血球の増加がみられる

□結核の概念・特徴・検査・予防について以下に示す.

概 念	抗酸菌の一種である結核菌の感染症であり，空気感染により肺結核を引き起こす
特 徴	ほとんどが不顕性感染で，免疫低下により顕性感染となる二次結核が多い
検 査	ツベルクリン反応が陽性となり，胸部 X 線では空洞病変がみられる
予 防	BCG 接種が用いられる

□気管支喘息の概念・症状について以下に示す.

概 念	気道過敏性亢進により可逆性の気道狭窄をきたす閉塞性換気障害で，発作性の呼気性呼吸困難を起こす疾患である
症 状	発作は，夜間や早朝に出現しやすく，秋に好発する．重症発作では，呼吸困難のため座位の姿勢をとる

□慢性閉塞性肺疾患（COPD）の概念・原因・症状について以下に示す.

概 念	肺胞壁の破壊による気腫性病変（肺気腫）と，慢性的な気管支の炎症（慢性気管支炎）の合併により引き起こされる，不可逆的で進行性の気流閉塞を呈する疾患である
原 因	長期にわたる喫煙が原因と考えられている
症 状	労作時の呼吸困難や咳，痰などがみられる

□肺気腫の身体所見・胸部打診について以下に示す.

身体所見	口すぼめ呼吸, 残気量の増加によるビール樽状胸郭などがみられる
胸部打診	肺過膨張による鼓音（過共鳴音）が聴取される, 肺肝境界（安静呼吸時における肺の清音と肝臓の濁音の境界）は下降する

□肺血栓塞栓症の病態・症状について以下に示す.

病 態	静脈血に生じた血栓が肺動脈に詰まることにより発症する
症 状	突然の胸痛や呼吸困難で発症する

□気胸の病態・頻度・症状について以下に示す.

病 態	空気が胸腔内に漏れ, 肺が虚脱する状態である
頻 度	若くて高身長, 痩せ型の男性に多い
症 状	突然の呼吸困難を起こす

C. 循環器疾患 ──────────── □□□□□

□動脈硬化の概念・特徴について以下に示す.

概 念	動脈壁が弾力性や柔軟性を失った病態である
特 徴	血管内膜にコレステロールなどの脂質が沈着し, 粥状硬化巣を形成するアテローム性動脈硬化が最も多い

□心不全の概念・症状について以下に示す.

概 念	種々の原因により心臓のポンプ機能が低下し, 全身に血液を送り出せなくなった状態である. また, うっ血（血流障害により静脈内に血液が溜まった病態）による症状が主体となるため, うっ血性心不全とも呼ばれる
症 状	左心不全では, 心拍出量の低下により, 血圧の低下, 頻脈, 冷汗, 四肢チアノーゼ, 脳虚血による意識障害, 腎虚血による乏尿などがみられ, 肺うっ血による呼吸困難が生じる. また, 右心不全では体循環のうっ血により頸静脈の怒張や腹水, 浮腫, 肝腫大, 体重の増加などを生じる

□虚血性心疾患の概念・症状について以下に示す.

概 念	冠状動脈の狭窄や閉塞により心筋への血流が減少し，酸素不足に陥った疾患の総称である
疾 患	狭心症や心筋梗塞がある

□狭心症の概念・分類・検査・治療について以下に示す.

概 念	冠動脈の一過性の狭窄や攣縮により，短時間の心筋虚血状態をきたす疾患である
分 類	【労作性狭心症】 最も多く，運動時に胸痛発作がみられ，安静により痛みは消失する 【不安定狭心症】 発作の発現様式や症状に変化があり，心筋梗塞に移行しやすい 【冠攣縮性狭心症（異型狭心症）】 冠動脈の攣縮が原因となり，安静時に発作がみられることが多い（安静時狭心症）
検 査	心電図検査では，発作時に ST 低下がみられるが，異型狭心症では ST 上昇となる
治 療	胸痛発作にニトログリセリン舌下錠が有効である

□心筋梗塞の概念・危険因子・症状・検査・治療について以下に示す.

概 念	冠動脈の閉塞により，心筋が壊死する疾患である
危険因子	動脈硬化を促進する因子（高血圧，脂質異常症，糖尿病，肥満，高尿酸血症，喫煙）やストレス，家族歴などがある．適度な飲酒は，心筋梗塞を予防すると報告されている
症 状	胸痛が激しく，長時間持続する．また，ニトログリセリンは無効である
検 査	【心電図】 経時的に ST 上昇→異常 Q 波→冠性 T 波がみられる 【血液検査】 心筋壊死により CK（クレアチンキナーゼ）や AST（アスパラギン酸アミノトランスフェラーゼ），LDH（乳酸脱水素酵素）などの逸脱酵素が血中に増加する
治 療	胸痛に対して，塩酸モルヒネなどの麻薬性鎮痛薬が用いられる

□心臓弁膜症の概念・原因について以下に示す.

概　念	心臓弁や支持組織の障害による急性または慢性の弁機能障害を起こす疾患の総称であり，僧帽弁狭窄症や僧帽弁閉鎖不全，大動脈弁狭窄症，大動脈弁閉鎖不全などがある
原　因	溶連菌感染によるリウマチ熱がある（近年は減少）

□僧帽弁狭窄症の病態・検査について以下に示す.

病　態	拡張期に左房から左室へ血液の流入が障害され，左心房圧が上昇する
検　査	聴診では，拡張期に遠雷様の雑音が聴取される

□僧帽弁閉鎖不全の病態・検査について以下に示す.

病　態	収縮期に左室から左房へ血液の逆流が生じる
検　査	聴診では，収縮期に逆流性の雑音が聴取される

□大動脈弁狭窄症の原因・病態・症状・検査について以下に示す.

原　因	リウマチ熱の後遺症のほかに，動脈硬化による弁の石灰化などがある
病　態	収縮期に左室から大動脈へ血液の駆出が障害される
症　状	左心不全による息切れや狭心痛，心拍出量低下による失神発作などがみられる
検　査	【聴　診】 収縮期に駆出性雑音が聴取される 【心エコー】 大動脈弁の開放制限や弁口面積の減少などを認める

□先天性心疾患の概念・種類について以下に示す.

概　念	先天的に心臓の異常をもつ疾患の総称である
種　類	ファロー四徴症や心房中隔欠損症，心室中隔欠損症などがある

□心房中隔欠損症・心室中隔欠損症の病態・症状について以下に示す.

病 態	左心から右心へのシャント（血液が本来通る場所とは別のルートを通ること）が形成され，右心への血液流入により右心系の負荷が増大する
症 状	欠損孔の大きさや位置で症状が変わり，欠損孔が小さい場合は症状がないことがある

□ファロー四徴症の概念・症状について以下に示す.

概 念	4つの心奇形を伴う先天性心疾患である
症 状	右心から左心へのシャントにより，生後徐々にチアノーゼが出現する.成長に伴い，運動後などにしゃがみ込む蹲踞やばち状指がみられる

□高血圧症の分類・危険因子について以下に示す.

分 類	原因不明の本態性高血圧と基礎疾患が原因となる二次性高血圧に分類され，ほとんどが本態性高血圧である
危険因子	肥満やストレス，塩分の過剰摂取，アルコールの過飲など，さまざまな生活習慣が危険因子となる

□大動脈瘤の概念・症状について以下に示す.

概 念	動脈硬化などにより動脈壁の弾力性が低下し，動脈が瘤状に膨らむ状態である
症 状	無症状で経過する例が多い

□解離性大動脈瘤の概念・症状について以下に示す.

概 念	大動脈の内膜が裂け，裂け目に血液が流入して動脈瘤を形成したものである
症 状	胸背部に突然の激痛が発症する

□バージャー病（閉塞性血栓性血管炎）の概念・好発・症状について以下に示す.

概　念	末梢動脈の炎症により血栓を生じ，動脈閉塞をきたす疾患である
好　発	青壮年の男性喫煙者に多くみられる
症　状	下肢の虚血により間欠性跛行（歩行を続けると，下肢の痛みと疲労感が強くなり，足を引きずるようになるが，数分間休むと再び歩くことができるようになる症状）がみられ（フォンテイン分類Ⅱ度），進行すると安静時疼痛（Ⅲ度）や潰瘍・壊疽（Ⅳ度）を生じる

D.　血液疾患 ─────────── □□□□□

□鉄欠乏性貧血の特徴・原因・症状について以下に示す.

特　徴	最も頻度が高い貧血で，女性に多く，小球性低色素性貧血に分類される
原　因	胃切除や偏食などによる鉄の吸収不良，成長期や妊娠時などによる鉄の需要増大，出血などによる鉄の喪失などが原因となる
症　状	一般的な貧血症状，スプーン状爪などがみられる

□巨赤芽球性貧血の概念・原因・症状について以下に示す.

原　因	ビタミン B_{12} や葉酸の欠乏により DNA の合成が障害されて生じる．特に自己抗体の産生による胃の内因子（ビタミン B_{12} の吸収に必要な蛋白）の低下によるものを悪性貧血という
症　状	舌炎，年齢不相応な白髪などがみられ，ビタミン B_{12} 欠乏によるものでは，神経症状，ハンター舌炎がみられる

□溶血性貧血の概念・症状について以下に示す.

概　念	なんらかの原因により，赤血球が破壊されることによって起こる貧血の総称である．特に赤血球に対する自己抗体の産生によるものを自己免疫性溶血性貧血（AIHA）という
症　状	溶血により血液中のビリルビンが上昇し，黄疸が生じる

□再生不良性貧血の概念・症状について以下に示す.

概　念	骨髄低形成により汎血球減少（血液中のすべての血球が減少すること）をきたす疾患である
症　状	赤血球の減少による貧血のほか，白血球の減少による易感染性，血小板の減少による出血傾向などがみられる

□白血病の概念・分類について以下に示す.

概　念	腫瘍化した血液細胞である白血病細胞が増殖する疾患である
分　類	【急性白血病】 未熟な白血病細胞（芽球）が増殖する 【慢性白血病】 未熟から成熟したすべての白血病細胞が増殖する

□急性白血病の概念・分類・症状について以下に示す.

概　念	白血病細胞である異常な芽球が増殖する疾患である
分　類	【急性骨髄性白血病】 骨髄系の細胞が増殖する 【急性リンパ性白血病】 リンパ系の細胞が増殖する
症　状	骨髄における正常造血が抑制されるため，汎血球減少による症状がみられる

□慢性骨髄性白血病の原因・病態・症状経過について以下に示す.

原　因	造血幹細胞に異常な染色体（フィラデルフィア染色体）が形成され，それにより遺伝子異常が生じて発症する疾患である
病　態	白血病細胞が成熟しながら増殖するため，末梢血ではすべてに成熟段階の顆粒球がみられる
症状経過	初期には無症状だが，急性転化を起こして急性白血病に類似した病態になると予後不良となる

□成人Ｔ細胞白血病の原因・好発について以下に示す.

原 因	レトロウイルスの一種である HTLV-1（ヒトＴ細胞白血病ウイルス）の母乳や性交渉，輸血による感染で発症する疾患である
好 発	中年以降の九州・沖縄出身者に多い

□特発性血小板減少性紫斑病（ITP）の原因・検査・特徴について以下に示す.

原 因	血小板に対する自己抗体が産生されて血小板が破壊され，血小板が減少する疾患である
検 査	骨髄検査では，骨髄中の巨核球（血小板の前駆細胞）数の減少がみられない
特 徴	急性型は，小児に多く，6カ月以内に治癒する．また，慢性型は成人女性に多く，6カ月以上持続し，一部にヘリコバクター・ピロリ感染が関与する

□血友病の概念・分類・特徴・症状について以下に示す.

概 念	血液凝固因子の先天的な異常により，血液凝固障害をきたす疾患である
分 類	【血友病Ａ】 血液凝固第Ⅷ因子（抗血友病因子）の異常が原因となる 【血友病Ｂ】 血液凝固第Ⅸ因子（クリスマス因子）の異常が原因となる
特 徴	伴性劣性遺伝の形式をとるため，原則男児のみに発症する
症 状	関節内や筋肉内など，深部組織への出血がみられる

□播種性血管内凝固症候群（DIC）の概念・症状について以下に示す.

概 念	なんらかの基礎疾患の存在により，血液凝固が亢進し，全身の血管内に微小血栓が形成され，血液凝固因子と血小板の消費が起こり，二次性の線溶亢進をきたす全身性の疾患である
症 状	血栓形成による虚血性の臓器障害や，血小板および凝固因子の減少や線溶亢進による出血症状がみられる

□赤血球指数について以下に示す.
- ・貧血の種類を推定するために用いられる指標である.
- ・赤血球数（RBC），ヘモグロビン（Hb），ヘマトクリット（Ht）を用いて計算式で求められる.
- ・平均赤血球容積が基準値未満では小球性貧血，基準値では正性貧血，基準値より大きいと大球性貧血と分類される（表1）.
- ・平均赤血球ヘモグロビン濃度が基準値未満では低色素性貧血，基準値では正色素性貧血と分類される（表1）.

表1　赤血球指数

赤血球指数	定　義	計算式	基準値
平均赤血球容積（MCV）	赤血球1個の容積（大きさ）	Ht/RBC×10	81〜100（fL）
平均赤血球ヘモグロビン濃度（MCHC）	赤血球1個に含まれるヘモグロビン濃度	Hb/Ht×100	31〜35（%）

E. 内分泌・代謝疾患 ——————— □□□□□

□先端巨大症（末端肥大症）の概念・原因について以下に示す.

概　念	成長ホルモンの過剰により，骨・軟部組織の異常な発育と代謝障害をきたす疾患である
原　因	下垂体腺腫によるものが多い

□下垂体性巨人症の概念・原因について以下に示す.

概　念	骨端線閉鎖前（成長期）に成長ホルモンが過剰に分泌され，長管骨の発育が促進されて高身長となる疾患である
原　因	下垂体腺腫によるものが多い

□成長ホルモン分泌不全性低身長（下垂体性小人症）の概念・症状について以下に示す.

概　念	成長ホルモン分泌不全による低身長症である
症　状	均整のとれた低身長や骨年齢の遅延がみられるが，知能は正常である

□尿崩症の概念・検査について以下に示す.

概　念	バソプレッシン（抗利尿ホルモン）の作用不足により多尿をきたす疾患である
検　査	尿比重（尿の濃さの指標）は低下し，低張尿となる

□糖尿病の概念・原因・症状について以下に示す.

概　念	インスリンの作用不足により，慢性の高血糖をきたす疾患である
分　類	【Ⅰ型糖尿病】 概念：膵 β 細胞の破壊によりインスリンの絶対的欠乏に陥る疾患である 原因：自己免疫学的機序やウイルス感染などの関与が考えられている 治療：インスリン補充療法が必須である（インスリン依存型糖尿病） 【Ⅱ型糖尿病】 概念：インスリン分泌障害とインスリン抵抗性増大が，さまざまな程度で生じて起こる疾患であり，日本では 95%がⅡ型糖尿病である 原因：遺伝因子や過食・運動不足・ストレスなどの環境因子，加齢などが関与する 治療：薬物治療では，経口血糖降下薬などが用いられる
症　状	長期間で無症状のことも多い．高血糖による症状としては，口渇・多飲・多尿がみられ，三大合併症として網膜症，腎症，末梢神経障害があり，慢性的な高血糖によって細小血管が障害されて生じる糖尿病の末梢神経障害（ニューロパチー）は，下肢遠位部に初発することが多く，感覚障害優位である．なお，糖尿病が進行すると下肢の動脈硬化や感染症を合併し，壊疽などの足病変を引き起こす
診　断	糖尿病の診断には，血糖値や HbA1c が用いられる．血糖値では，「空腹時血糖値 126 mg/dL 以上」「75 g 経口ブドウ糖負荷試験（OGTT）2 時間値 200 mg/dL 以上」「随時血糖値 200 mg/dL 以上」のいずれかを満たす場合，「糖尿病型」と診断される．HbA1c は，赤血球中のヘモグロビン（Hb）がグルコースと結合した割合で，6.5%以上で「糖尿病型」と診断される．なお，HbA1c は長期間（約1～2 カ月）の血糖上昇の指標となる

□高尿酸血症の概念・原因について以下に示す.

概　念	血液中の尿酸値が 7.0 mg/dL を超える状態である
原　因	尿酸の前駆体であるプリン体を多く含む食事やアルコールにより促進される

□痛風の概念・特徴について以下に示す.

概 念	高尿酸血症が原因となり，尿酸塩結晶が関節内に析出して激烈な痛みを伴う急性関節炎を引き起こす疾患である
特 徴	中高年の男性に多く，痛風発作は第1中足趾節関節に好発する

□甲状腺機能低下症の概念・好発・症状について以下に示す.

概 念	甲状腺ホルモンの低下により，全身の代謝が低下する疾患であり，橋本病（慢性甲状腺炎）が最も多い．また，先天性の甲状腺機能低下症をクレチン症という
好 発	中年の女性に多い
症 状	甲状腺腫や発汗の減少，心拍の減少，粘液水腫，意欲の低下などがみられる

□甲状腺機能亢進症の概念・好発・症状について以下に示す.

概 念	甲状腺ホルモンの過剰により，全身の代謝が亢進する疾患であり，バセドウ病が最も多い
好 発	女性に多い
症 状	メルゼブルクの三徴として，甲状腺腫，眼球突出，頻脈があり，ほかの症状として，発汗の過多，手指の振戦，食欲の増加，体重の減少などがみられる

□副甲状腺機能低下症の概念・症状について以下に示す.

概 念	パラトルモンの作用不足により，低Ca血症，高P血症となる疾患である
症 状	低Ca血症により神経・筋の興奮性が上昇するため，テタニー症状（四肢強直性けいれん）がみられる

□副甲状腺機能亢進症の概念・症状について以下に示す.

概 念	パラトルモンの分泌亢進により，高Ca血症，低P血症となる疾患である
症 状	骨吸収が亢進するため，病的骨折や汎発性線維性骨炎などの骨病変を生じる

□クッシング症候群の概念・症状について以下に示す.

概　念	コルチゾールの分泌が過剰になることにより，さまざまな症状を引き起こす疾患の総称である
症　状	満月様顔貌や中心性肥満，水牛様肩，赤色皮膚線条などの特徴的な身体所見がみられ，血糖の上昇，血圧の上昇，コレステロール値の上昇や骨粗鬆症などの原因となる

□原発性アルドステロン症の概念・検査について以下に示す.

概　念	副腎皮質からアルドステロンが過剰に分泌され，高 Na 血症，低 K 血症，高血圧となる疾患である
検　査	ARR（アルドステロン・レニン比）の上昇がみられる

□アジソン病の概念・症状について以下に示す.

概　念	副腎皮質からのホルモン分泌が低下する，後天性の原発性慢性副腎皮質機能低下症である
症　状	血糖の低下，血圧の低下，体重の減少，色素沈着などがみられる

□褐色細胞腫の概念・症状について以下に示す.

概　念	カテコールアミン（アドレナリン，ノルアドレナリン）が過剰産生される良性腫瘍である
症　状	血圧の上昇，血糖の上昇，代謝の亢進，発汗の亢進，頭痛などがみられる

F.　膠原病　　　　　　　　　　　　　□□□□□

□膠原病の概念・種類について以下に示す.

概　念	①結合組織に炎症が起こる結合組織疾患，②関節や骨，筋に疼痛を生じるリウマチ性疾患，③自己免疫反応により自己組織が障害される自己免疫疾患の3つの側面を合わせもつ疾患の総称である
種　類	典型的な膠原病として，関節リウマチ，全身性エリテマトーデス，強皮症，多発性筋炎，皮膚筋炎があり，広義ではシェーグレン症候群やベーチェット病なども含まれる

□関節リウマチの概念・特徴・症状・診断について以下に示す.

概 念	慢性関節炎を主体とする疾患である
特 徴	女性に多く，膠原病の中で最も頻度が高い
症 状	関節症状として朝のこわばりがあり，進行すると関節が破壊され，関節変形を起こす．関節変形には，スワンネック変形（DIP 関節屈曲を伴う PIP 関節過伸展），ボタン穴変形（DIP 関節過伸展を伴う PIP 関節屈曲），外反母趾などがある．手では PIP 関節や MCP 関節に好発するが，DIP 関節のみの変形は起こりにくい．また，関節外症状として，皮下のリウマトイド結節，間質性肺炎などがある
診 断	リウマトイド因子（RF）が陽性になることが多く，早期診断には抗CCP 抗体などが用いられる

□全身性エリテマトーデス（SLE）の概念・好発・症状について以下に示す.

概 念	抗核抗体などの自己抗体により引き起こされる慢性炎症性疾患である
好 発	若年の女性に好発する
症 状	全身症状としては，発熱，易疲労感，体重減少などがみられ，皮膚症状としては，蝶状紅斑，ディスコイド疹（円盤状紅斑），日光過敏などがみられる．そのほかに，骨破壊を伴わない関節炎，ループス腎炎などがみられる

□強皮症（全身性強皮症）の特徴・症状について以下に示す.

特 徴	皮膚の硬化を特徴とする疾患で，女性に多い
症 状	初発症状として，レイノー現象がみられることが多い．レイノー現象とは，手指や足趾の細動脈が発作的に収縮することで，皮膚の色調が「正常→白→紫→赤→正常」と変化する現象であり，寒冷や精神的刺激で発症・増悪しやすい．皮膚症状は，「浮腫期→硬化期→萎縮期」と進行する．消化器症状では，食道病変の頻度が最も高く，肺症状としては肺線維症がみられ，また腎症状としては強皮症腎（悪性高血圧）がみられる

□多発性筋炎の概念・症状について以下に示す.

概 念	全身の横紋筋にびまん性の炎症を起こす疾患である
症 状	近位筋の対称性の筋力低下がみられる

□皮膚筋炎の概念・特徴について以下に示す.

概 念	多発性筋炎の症状にヘリオトロープ疹やゴットロン徴候などの皮膚症状を伴った疾患である
特 徴	悪性腫瘍の合併率が高い

□シェーグレン症候群の概念・好発について以下に示す.

概 念	唾液腺や涙腺の慢性炎症により，口腔内や眼の乾燥症状が主徴となる自己免疫疾患である
好 発	30〜50代の中年女性に好発する

□ベーチェット病の概念・原因・症状について以下に示す.

特 徴	再発・寛解を繰り返す全身性の炎症性疾患であり，発症に性差はないが，男性に症状が重篤な場合が多い
症 状	主症状として，口腔内のアフタ性潰瘍，結節性紅斑，ぶどう膜炎などの眼症状，外陰部潰瘍がみられる
検 査	自己抗体は検出されないが，HLA-B51抗原の陽性率が高い

□結節性多発動脈炎の概念・好発について以下に示す.

概 念	全身の中小動脈を侵す壊死性血管炎を生じる疾患である
好 発	男性に多い

G. 腎・尿路疾患 ——————— □□□□□

□急性腎障害（AKI）の概念・分類について以下に示す.

概 念	数時間から数日の間で急激に腎機能が低下する病態をいう
分 類	腎血流の低下による腎前性と，腎実質の障害による腎性，尿路の通過障害による腎後性に分類される

□慢性腎臓病（CKD）の概念・症状について以下に示す.

概　念	なんらかの腎障害が 3 カ月以上持続する病態で，腎機能の回復は期待されない（不可逆性）
症　状	初期には症状がみられることが少ないが，進行すると尿毒症の症状が出現する

□尿毒症の概念・症状について以下に示す.

概　念	腎機能が高度に低下した結果，生体内に老廃物が蓄積し，生体の恒常性が維持できなくなった状態をいう
症　状	水や Na の貯留により，浮腫，肺水腫，高血圧などがみられる．また，不揮発性酸の蓄積により代謝性アシドーシスをきたして高カリウム血症となり，ビタミン D の活性化障害では低カルシウム血症を生じ，骨代謝が障害される．さらに，エリスロポエチンの分泌低下により貧血がみられる

□急性糸球体腎炎の概念・原因・症状・検査・予後について以下に示す.

概　念	急性に血尿や蛋白尿を呈する急性腎炎症候群で，多くは先行感染後に発症する
原　因	A 群 β 溶血性連鎖球菌が多い
症　状	顕微的血尿（必発），浮腫（上眼瞼に好発），高血圧，蛋白尿（軽度），尿量の減少などがみられる
検　査	尿素窒素（BUN）の上昇，血清クレアチニン（Cr）の上昇，血清補体価の低下がみられる
予　後	予後は良好で，自然治癒することが多い

□慢性糸球体腎炎の概念・特徴について以下に示す.

概　念	いくつかの病型をもつ慢性腎炎症候群である
特　徴	IgA 腎症が最も多い

□ネフローゼ症候群の概念・病態について以下に示す.

| 概　念 | 糸球体障害による大量の蛋白尿（3.5 g/ 日以上）と，これに伴う低蛋白血症のほか，脂質異常症（高コレステロール血症），浮腫などを呈する症候群である |
| 病　態 | アルブミンの尿中への流出により低アルブミン血症となり，膠質浸透圧が低下するため浮腫が生じる |

□急性膀胱炎の原因・好発・症状について以下に示す.

原　因	多くは大腸菌を起因菌とした上行感染である
好　発	若い女性に多い
症　状	三大症状として，頻尿，排尿痛，尿混濁がみられ，通常，発熱はない

□複雑性膀胱炎の特徴・予後について以下に示す.

| 特　徴 | なんらかの基礎疾患を有する |
| 予　後 | 基礎疾患を治療しない限り，再発・再燃を繰り返すことが多い |

□腎盂腎炎の原因・好発・症状について以下に示す.

原　因	主に大腸菌を起因菌とした上行感染である
好　発	若い女性に多い
症　状	高熱や悪心・嘔吐，肋骨脊柱角（CVA）の叩打痛がみられる

□前立腺肥大症の概念・症状について以下に示す.

| 概　念 | 加齢に伴い，前立腺内腺部が肥大する疾患である |
| 症　状 | 頻尿などの蓄尿症状や，排尿開始の遅れなどの排尿症状（排尿困難），残尿感などの排尿後症状がみられる．高度の前立腺内腺部の肥大では，慢性尿閉となる |

□尿路結石症の分類・特徴・症状について以下に示す.

分 類	結石の生じる部位により, 上部（腎・尿管）結石症と下部（膀胱・尿道）結石症に分類される
特 徴	結石の種類では, カルシウム結石が大部分を占める
症 状	結石が尿管の狭窄部位に詰まると激痛となり, 尿管が傷害されると血尿が生じる

H. 神経疾患 □□□□□

□脳血管障害（虚血性疾患, 出血性疾患）について以下に示す.

虚血性疾患	脳血管の狭窄や閉塞によって生じ, 一過性脳虚血発作（TIA）や脳梗塞（脳組織が壊死に至る疾患）がある
出血性疾患	脳血管の破綻によって生じ, 脳内出血やクモ膜下出血がある

□脳梗塞の種類について以下に示す.

アテローム血栓性脳梗塞	比較的に大きな動脈の動脈硬化により生じ, 睡眠時など安静時に発症することが多い. また, 症状は階段状および進行性で, 一過性脳虚血発作（TIA）と呼ばれる前駆症状がみられる場合がある
ラクナ梗塞	細い血管の閉塞により生じ, 高血圧を有する高齢者に好発する. また, 症状は軽いことが多い
心原性脳塞栓症	心臓に形成された血栓が原因となり, 日中の活動時に突然の片麻痺, 構音障害, 失語などの皮質症状や意識障害などで急激に発症し, 突発的に症状が完成する

□脳動脈解離の原因・好発・症状について以下に示す.

原 因	交通事故や運動などで頸部に負荷が加わった際に生じる
好 発	椎骨動脈に好発する
症 状	突然の激しい後頭部痛で発症し, 脳梗塞やクモ膜下出血を引き起こすことがある

□パーキンソン病の概念・症状について以下に示す.

概 念	黒質のドパミン神経の変性により,錐体外路症状などの運動障害がみられる疾患である
症 状	四大症状として,安静時振戦,無動,筋固縮,姿勢反射障害がみられ,前傾姿勢が特徴的で,すり足やすくみ足などの歩行障害もみられる

□筋萎縮性側索硬化症（ALS）の概念・症状について以下に示す.

概 念	上位・下位運動ニューロンの変性により,全身の筋肉が萎縮する疾患である
症 状	初発症状として,一側上肢の遠位筋の筋力低下がみられ,錐体路徴候として,腱反射亢進やバビンスキー徴候などがみられる.また,球麻痺症状として,嚥下障害,構音障害,舌萎縮などがみられる.なお,感覚障害,膀胱直腸障害,眼球運動障害はみられず,褥瘡も起こりにくい（四大陰性症状）

□多発性硬化症の概念・好発について以下に示す.

概 念	中枢神経系と視神経に多発性の炎症性脱髄病変が発生し（空間的多発),多彩な神経症状が再発と寛解を繰り返す（時間的多発）疾患である
好 発	若い女性に多い（小児や高齢者にも発生する）

□重症筋無力症の概念・症状について以下に示す.

概 念	神経筋接合部のアセチルコリン受容体に対し,自己抗体が産生され,運動神経から筋への情報伝達が障害される疾患である
症 状	眼瞼下垂や複視で初発し,胸腺腫を伴うことが多く,症状には日内変動がみられ,午前中に軽く,午後に悪化する

□ギラン・バレー症候群の概念・原因・症状について以下に示す.

概 念	急性の末梢神経障害（ニューロパチー）をきたす疾患である
原 因	なんらかの先行感染後に発症することが多く,1～3週間前に上気道感染や下痢の既往がある
症 状	下肢から上行する弛緩性麻痺（脱力）を特徴とし,多くは6カ月以内に自然治癒する

□進行性筋ジストロフィーの概念・特徴について以下に示す.

概 念	骨格筋の変性・壊死と筋力低下を主体とする遺伝性疾患である
特 徴	デュシェンヌ型が最も多く，伴性劣性遺伝の形式をとるため，原則は男児のみが発症する

I. その他の疾患 ──────── □□□□□

□猩紅熱(しょうこうねつ)の原因・好発・症状について以下に示す.

原 因	A群β溶血性レンサ球菌（溶連菌）の主に飛沫感染により発症する
好 発	幼児や学童に好発する
症 状	咽頭炎や扁桃炎，全身性の発疹，口囲蒼白，イチゴ舌などがみられる．合併症としては，急性糸球体腎炎，リウマチ熱がある

□ジフテリアの概念・症状について以下に示す.

概 念	ジフテリア菌（グラム陽性桿菌）の飛沫感染によって生じる上気道粘膜疾患である
症 状	咽頭炎症状の発症から24時間のうちに形成される灰白色の偽膜が特徴的で，咽頭から喉頭まで広がり，気道閉塞に至ることもある

□麻疹(はしか)の原因・好発・症状について以下に示す.

原 因	麻疹ウイルスの空気（飛沫核）・飛沫・接触感染により発症する
好 発	生後6カ月以降の小児に好発する
症 状	約10日の潜伏期を経て「カタル期→発疹期→回復期」の順で進行する．カタル期には，上気道感染症状（かぜ様症状）のほか，頬粘膜にコプリック斑と呼ばれる特徴的な白斑がみられる

□風疹（三日麻疹）の原因・好発・症状について以下に示す.

原 因	風疹ウイルスの飛沫感染により発症する
好 発	幼児や学童に好発する
症 状	頸部リンパ節腫脹や発熱，顔面や体幹の発疹がみられるが，発疹は2〜3日で（消退）する

□水痘の原因・好発・症状について以下に示す.

原　因	ヘルペスウイルスの一種である水痘帯状疱疹ウイルス（VZV）の空気感染により発症する
好　発	小児に好発する
症　状	発熱とともに，体幹を中心に「紅斑→水疱→膿疱→痂皮形成」の各段階の発疹が混在してみられる

□帯状疱疹の原因・症状・予後について以下に示す.

原　因	水痘帯状疱疹ウイルス（VZV）の感染後，ウイルスが神経節に潜伏し，宿主の抵抗力低下で発症する疾患である
症　状	片側の肋間神経や顔面神経，三叉神経の支配領域に沿う神経痛様疼痛や紅暈を伴う小水疱の帯状集簇がみられる
予　後	良好である

□後天性免疫不全症候群（AIDS）の原因・病態・症状について以下に示す.

原　因	レトロウイルス科のヒト免疫不全ウイルス（HIV）の性・血液・母子感染により発症する
病　態	HIV が CD4 陽性 T 細胞に感染して徐々に死滅させるため，免疫不全を引き起こす
症　状	HIV 感染後，数年から数十年の無症候期を経て，発熱，体重減少，下痢，リンパ節腫脹などの症状が出現する．また，ニューモシスチス肺炎，サイトメガロウイルス感染症，カンジダ症などの日和見感染や悪性腫瘍，HIV 脳症を発症する

□マラリアの原因・症状について以下に示す.

原　因	マラリア原虫がハマダラ蚊の媒介により感染し，肝臓や赤血球内で増殖する輸入感染症である
症　状	発熱（間欠熱，周期熱）や貧血，脾腫などがみられる

第7章
外科学概論

A. 損 傷

1. 損 傷

□損傷は，機械的損傷と非機械的損傷に大別される．

□機械的外力や気圧による損傷は，機械的損傷に分類される．

□熱・紫外線・放射線・電気などによる損傷は，非機械的損傷に分類される．

□損傷は，皮膚や粘膜の損傷の有無によって開放性損傷と非開放性損傷に分けられる．

□皮膚や粘膜の連続性が失われたものを開放性損傷といい，皮膚や粘膜の連続性が保たれているものを非開放性損傷という．

□皮膚や粘膜が外力などにより損傷した状態を創傷という．なお通常，創傷は機械的開放性損傷を意味する．

□創傷は，その発生機序によって，切創，刺創，割創，擦過傷，挫創，挫傷，咬創，銃創などに分類される．

□ナイフなどの鋭器による開放性損傷を切創という．

□鋭利な刃物や釘などにより刺された開放性損傷を刺創という．

□斧などの重量のある物による開放性損傷を割創という．

□摩擦などによる皮膚の断続的な損傷を擦過傷という．

□鈍器による圧力によって生じる開放性損傷を挫創という．

□鈍器による圧力によって生じる非開放性損傷を挫傷という．

□動物や人に咬まれた開放性損傷を咬創という．

□銃弾による開放性損傷を銃創という．

□機械的損傷においては，創傷の処置の前に全身状態の把握を行う必要がある．なお，呼吸や循環などのバイタルサインの評価を行い，場合によっては創傷部の治療よりも呼吸・循環動態の安定化を優先する．

□生命の徴候をバイタルサインと呼び，一般に呼吸数，脈拍数，血圧，体温を指す．

2.　交通外傷　　　　■ ■ ■ ■ ■

- □ 交通外傷は，他の事故と比較して損傷の受け方が複雑で，外傷が多発する特徴がある．
- □ 交通外傷では，座席により外傷の形態が異なることが多い．
- □ ドライバーは，ハンドル，ダッシュボード，フロントガラスなどによって受傷する．
- □ ドライバー外傷で最も多いのは，フロントガラス外傷であり 40〜45%を占める．
- □ 頸部外傷（ムチ打ち損傷）は，衝突時のスピードが 16 km/h 以上で発生し，頭痛，項部痛，頸部運動制限を三主徴とする．
- □ 胸部外傷は，交通事故のハンドル外傷でみられることが多い．
- □ 腹部外傷は鈍的損傷が 85%，うち 75%は交通事故による．

3.　創　傷　　　　■ ■ ■ ■ ■

- □ 創傷とは，外力による皮膚や粘膜に起こった表在性損傷のことである．
- □ 創は皮膚の連続性が失われた状態を指し，傷は皮膚の連続性が保たれた状態を指す．
- □ 体の内外や管腔臓器間の管状の欠損を瘻孔という．
- □ 創傷治癒遅延の全身的因子として，低栄養，貧血，糖尿病，亜鉛などの微量元素欠乏症，抗炎症薬などがあげられる．
- □ 創傷治癒遅延に影響を及ぼす局所的因子として，感染，異物，壊死組織，死腔，虚血などがあげられる．
- □ 創傷部を湿潤環境に保つことで，治癒が早期化する．
- □ 創傷治癒を遅延させる壊死組織を除去して，創を清浄化することをデブリドマンと呼び，受傷後早期に行う．
- □ 開放創は，大量の生理食塩水で洗浄し，創面は消毒薬を塗布しない．なお，消毒薬は治癒を遅延する．

4.　熱　傷　　　　■ ■ ■ ■ ■

- □ 熱傷の重傷度は，主に熱傷の範囲（面積）と深さ（深度）によって決まる．
- □ 熱傷の原因としては，熱湯や油などの高温液体によるものが多い．

□熱傷の受傷面積は，成人の「9の法則（**図1a**）」，幼児および小児の「5の法則（**図1b**）」や患者自身の手掌が体表面積に1%に相当することを利用した「**手掌法**」などによって概算する．

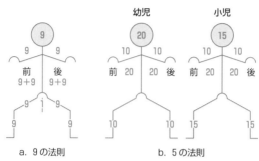

図1　9の法則と5の法則

□比較的に低い温度（電気アンカやホットカーペットなど）であっても，持続的に加熱されて熱傷となる場合があり低温熱傷と呼ばれる．
□低温熱傷では，熱傷深度が深く，難治性となる傾向がある．
□熱傷は，その深度によってⅠ度からⅢ度に分類される（**図2**）．なお，詳細は「第Ⅳ章 病理学」を参照．

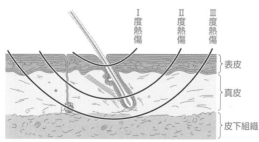

図2　熱傷の深度

□「体表面積 30% 以上の II 度熱傷」「体表面積 10% 以上の III 度熱傷」, 「気道熱傷の合併」を認める場合などは重症と判断する.

□熱傷の局所治療では,「創面保護」「滲出液のドレナージ」「壊死組織の除去」「感染防止」「表皮化促進と早期創閉鎖の確立」を原則とする. なお, ドレナージとはドレーンやチューブなどを用いて血液, 膿, 滲出液などを排出することである.

□頸部, 胸部, 四肢全周にわたる III 度熱傷では, 浮腫や拘縮のため循環障害や換気障害の危険がある.

□熱傷により伸展が制限されて胸郭運動制限や末梢循環障害が生じた場合, 熱傷部の皮膚（焼痂）を切開し回避する方法を焼痂切開という.

□III 度熱傷では, きわめて小範囲である場合を除き植皮の適応となる.

□広範囲熱傷では, 熱の作用により血漿壁透過性が亢進するため, 血漿成分が血管外に漏出し, 循環血液量の減少によってショック状態となる.

□広範囲熱傷によるショックに対し, 十分な輸液や血漿膠質浸透圧の補正などが必要となる.

□熱傷による感染症対策として抗菌薬の全身投与は, 抗菌薬の熱傷部への移行が悪いため無効である. なお, 肺炎などを合併した場合などは抗菌薬の全身投与が必要となる.

□広範囲熱傷では, 熱傷によるストレスなどから出血性の胃潰瘍（カーリング潰瘍）を生じる場合がある.

□高温の煙, 水蒸気, 有毒ガスなどの吸入によって生じる呼吸器の損傷を気道熱傷という.

□車内など閉所での受傷や口・鼻粘膜の熱傷, 鼻毛の焼失, 鼻腔・口腔内のすすの存在などがあれば, 気道熱傷の存在を疑うべきである.

□気道熱傷は, 障害部位より上気道型, 気管・気管支型, 末梢型（肺胞レベル）に分類される.

□末梢型気道熱傷は, 煙中の各種の刺激性の有毒ガスの吸引によって生じると考えられている. なお, 上気道型は熱の直接作用, 気管・気管支型は水蒸気の熱や煙が原因となる.

5. びらん・潰瘍

□皮膚の損傷が表皮にとどまっているものをびらんといい, 治癒すれば瘢痕は残らない.

□皮膚の損傷が真皮以下の組織まで達しているものを潰瘍という．なお，損傷がびらんより深い．

B. 外科的感染症

1. 菌血症と敗血症　■■■■■

□血液中に細菌が存在する状態を菌血症という．
□感染症への反応が制御不能となり，生命を脅かす臓器障害が生じたものを敗血症（sepsis）という．

2. 膿瘍　■■■■■

□限局された組織間隙に膿が貯留した状態を膿瘍といい，その部位に波動を触知できる．
□膿瘍に対する治療は切開排膿を第一とし，しばしば抗生剤の併用を行う．

3. 蜂窩織炎　■■■■■

□疎性結合組織中に広がるびまん性急性化膿性炎が蜂窩織炎（蜂巣炎症）であり，主な原因菌はブドウ球菌や連鎖球菌で，治療は抗生剤による化学療法が中心となる．なお，切開を行っても，ほとんど排膿されない．
□蜂窩織炎は，膿瘍とは異なり波動を触知しない．

4. 癤と癰　■■■■■

□毛嚢や皮脂腺への細菌感染による周辺の皮下組織にまで及ぶ急性化膿性炎が癤であり，原因菌としてブドウ球菌などがあげられる．
□顔面に発症した癤を面疔といい，顔面は血管に富むため髄膜炎や敗血症を生じやすい．
□癤が進行して隣接する複数の毛嚢に広がったものを癰といい，癤より重篤である．

5. その他の化膿性炎　■■■■■

□指趾末端の化膿性炎をひょう疽といい，拍動性の激しい疼痛を特徴とし，母趾では嵌入爪が原因となることが多い．

□毛嚢炎は，主に<u>ブドウ球菌</u>によって生じる毛嚢に限局した<u>急性化膿性</u><u>炎</u>で，<u>麦粒腫</u>はこれに相当する．なお，毛嚢とは毛穴のことである．

6. 丹 毒 ■ ■ ■ ■ ■

□丹毒は，皮膚・粘膜表層の<u>急性漿液性炎</u>で，<u>溶血性連鎖球菌</u>による場合が多い．

7. 結 核 ■ ■ ■ ■ ■

□結核は，<u>抗酸菌群</u>に属する細菌である結核菌よる感染症で，全身のさまざまな臓器に感染し，臓器により症状が異なる．

□結核結節は，中心の<u>乾酪壊死巣</u>と周辺の<u>類上皮細胞</u>とその外周の<u>リンパ球</u>から構成される．

□結核性膿瘍は，炎症の四主徴を欠き，<u>冷膿瘍</u>と呼ばれる．

□結核の膿は，病巣から組織間を流れて遠隔部に膿瘍を形成し，<u>流注膿</u><u>瘍</u>と呼ばれる．

8. ガス壊疽 ■ ■ ■ ■ ■

□ガス壊疽は，ガスを発生する<u>細菌</u>の感染症の総称で，感染局所の皮膚は黒紫色に変色し，<u>悪臭</u>や激しい<u>疼痛</u>を伴い，患部の触診により<u>握</u><u>雪感</u>や<u>捻髪音</u>を生じる．

□ガス壊疽には，<u>ウェルシュ菌</u>などによる一次性のものと，糖尿病や<u>血</u><u>管病変</u>などに合併する二次性のものがある．

□ガス壊疽の症状発現は，<u>48 時間</u>以内が多く，死亡率は約 <u>50%</u>である．

□ガス壊疽の治療として，創部の<u>新鮮化（デブリドマン）</u>，抗菌薬の投与，場合により<u>患肢</u>の切断，また<u>高圧酸素療法</u>が行われる場合もある．

9. 破傷風 ■ ■ ■ ■ ■

□破傷風は，<u>土壌</u>などに存在する<u>嫌気性菌</u>である破傷風菌が原因で，<u>1〜6 日</u>の潜伏期を経て<u>牙関緊急（開口障害）</u>や<u>痙笑</u>，発熱に次いで<u>後弓反張</u>などの筋の硬直が起こる．

□破傷風の予後は<u>不良</u>で，死亡率は <u>30〜50%</u>である．

10. 犬猫咬傷 ▢▢▢▢▢

□犬猫咬傷では，一般に感染の可能性が高いので，一次縫合は行わない．
□狂犬病は，狂犬病ウイルスによって起こる人畜共通感染症の一つで，現在のところ有効な治療法はなく，発症するとほぼ100％の確率で患者は死亡する．

11. 真菌感染症 ▢▢▢▢▢

□カンジダとアスペルギルスは，真菌に分類される．
□真菌感染症に対しては，抗真菌薬が用いられる．
□カンジダ症は，抗菌薬の長期投与などで起こる菌交代現象として発症することが多い．
□IVHカテーテル感染は，皮膚常在菌によって生じることが多いが，真菌の中ではカンジダによるものが多い．

12. 外科感染症の治療 ▢▢▢▢▢

□外科的感染症に対しては，抗菌薬投与のほかに切開排膿などの外科的処置やドレナージなどが必要になる場合が多い．
□一つの抗菌薬ですべての細菌に効果を示すことはなく，抗菌薬の種類により効果を示す細菌が異なる．

C. 腫 瘍

1. 腫瘍の定義・分類 ▢▢▢▢▢

□腫瘍の定義・分類の詳細は，病理学を参照していただきたい．
□上皮性の悪性腫瘍が癌腫，非上皮性の悪性腫瘍が肉腫である．
□一般に肉腫は，癌腫と比較して発生頻度が少なく，若年者に好発し，血行性転移を起こしやすく，予後は不良である．

2. 腫瘍の症状 ▢▢▢▢▢

□腫瘍により血管やリンパ管が圧迫されるとうっ血や浮腫，神経が圧迫されると麻痺や疼痛が現れる．

□肺癌や縦隔腫瘍，大動脈瘤などにより上大静脈が圧迫され，頭部・顔面，上半身などに浮腫が出現したものを上大静脈症候群という．

□頸部交感神経が腫瘍により圧迫されると，縮瞳，眼球陥凹，眼瞼下垂，無汗症，紅潮といった症状を特徴とするホルネル症候群がみられる．なお，ホルネル症候群は先天性や脳腫瘍，大動脈または頸動脈解離などによるものなどがある．

□脳腫瘍は，良性であっても大きくなると脳を圧迫し，さまざまな障害が生じる．

□腫瘍の増殖により，腫瘍中心部が栄養障害となって壊死が起こり，出血を生じる場合がある．

□管腔臓器の腫瘍では，内腔の狭窄や閉塞が起こる場合がある．

□腫瘍からホルモンが分泌される場合があり，これを機能性腫瘍という．

□機能性腫瘍には，内分泌作用のある臓器から発生した腫瘍である同所性ホルモン産生腫瘍と，その臓器では産生されないホルモンを産生する腫瘍である異所性ホルモン産生腫瘍がある．

□同所性ホルモン産生腫瘍の例として，副腎の褐色細胞腫や膵臓のインスリノーマがあげられる．

□異所性ホルモン産生腫瘍の例として，肺の小細胞癌や副腎皮質刺激ホルモンの分泌があげられる．

□インスリノーマは，膵 β 細胞由来の腫瘍でインスリンを過剰分泌する．

□腫瘍により，さまざまな機能障害が生じ，脳腫瘍によるてんかん発作や運動知覚麻痺，骨肉腫による病的骨折などが起こる．

□進行癌などでみられる複合的な代謝異常を悪液質と呼び，典型的な症状として，食欲不振，体重減少，全身消耗を呈し，サイトカインの関与が考えられている．

3. 腫瘍の診断　■■■■■

□癌の診断に腫瘍マーカーが応用されおり，α-フェトプロテイン（AFP）は肝細胞癌に，癌胎児性抗原（DEA）は大腸癌など消化器の癌に，CA19-9は膵臓癌に，前立腺特異抗原（PSA）は前立腺癌に応用されている．

□マンモグラフィは，乳腺腫瘍の診断に利用される．

□ CT 検査は，コンピューター断層撮影検査の略で，X 線を回転照射してコンピューターにて解析し，身体の断面像を得る検査である．

□ CT 検査は，肝臓，肺，腎臓，脳などの実質臓器の病変の描出に適する．

□ MRI（磁気共鳴画像検査）は，水素原子核の磁気共鳴現象を利用する検査で，CT 検査と比較して軟部組織の検査に有用であり，また X 線の被爆がない．

□ MRI は，脳・脊髄疾患や肝疾患，乳腺・膵臓・胆道疾患などの検査に利用される．

□ PET（陽電子放射断層撮影）は，正常細胞と比べて，癌細胞がブドウ糖を取り込みやすい性質を利用した検査法であり，従来発見が困難であった小さな癌も発見できる．

□ PET では，ブドウ糖に似た物質である FDG（^{18}F-2-デオキシ-2-フルオロ-D-グルコース）に放射性のフッ素をつけたものが用いられ，FDG の集積から癌をみつける．

□ 正確な位置や性状を調べるため，CT と組み合わせた PET/CT が行われる．

□ 内視鏡検査は，直接目でみることができない器官の内腔にファイバースコープ（内視鏡）を挿入して観察する検査である．

□ 内視鏡検査は，咽頭，食道，胃，十二指腸，直腸，結腸の検査に適している．

□ 超音波検査は，生体に超音波をあて反射波を検出して画像を得る方法で，人体に無害である．

□ 超音波は，気体を伝わりにくいため，肺の検査などには向かない．

□ 細胞診は，喀痰，尿，腹水などに存在する病変の剝離細胞および穿刺吸引や擦過によって採取した細胞を顕微鏡で観察し，良性や悪性などを調べる検査である．

□ 細胞診において，わが国ではこれまでパパニコロウ分類（Class Ⅰ〜Ⅴ）が用いられてきたが，さまざまな問題から臓器ごとの新しい報告様式が作成されつつある．

□ 生検は，組織片を検体として組織学的に診断を行うもので，細胞診に比べて診断精度が高い．

4. 腫瘍の治療法 ■ ■ ■ ■ ■

□ 発育の遅い良性腫瘍は，経過観察する場合もあり，摘出術が根治的な治療となる場合が多い．

□ 悪性腫瘍は，手術に放射線療法，化学療法，免疫療法などを組み合わせた集学的治療を行うのが一般的である．

□ 悪性腫瘍で所属リンパ節に転移がある場合などは，切除（郭清）する必要がある．

□ 原発巣や転移リンパ節などが，すべて切除でき，治癒が期待できる手術を根治手術という．

□ 切除不能な腫瘍に対して，症状の緩和や延命を目的に行う手術を姑息的手術という．

□ 一般的に細胞は，分裂速度が速いほど放射線の影響を受けやすい．放射線療法は，分裂の速い悪性腫瘍が影響を受けやすいことを利用した治療法である．

□ 化学療法は，抗癌剤の投与により術前における腫瘍の縮小や，術後における腫瘍の再発予防などを目的に行われる．

□ 抗癌剤は，アルキル化剤（エンドキサン），代謝拮抗薬（5-FU），抗癌抗生物質（マイトマイシン），植物アルカロイド（ビンクリスチン），分子標的薬（トラスツズマブ，ベバシズマブ）などに分類される．

□ アルキル化剤は，腫瘍細胞の DNA 合成を阻害することで作用を発揮する．

□ 分子標的薬は，癌細胞の特定の分子だけを選んで攻撃する薬剤である．

□ 抗癌剤の治療効果が薬剤濃度依存であるか，作用時間依存であるかによって濃度依存型と時間依存型に分けられる．

□ アルキル化剤と抗癌抗生物質の多くは，濃度依存型に属する．

□ 代謝拮抗薬とアルカロイドの多くは，時間依存型に属する．

□ 腫瘍の中には，ホルモンが増殖に関与しているものがあり，これはホルモン依存性腫瘍と呼ばれ，乳癌，甲状腺癌，前立腺癌などがその例である．

□ 腫瘍のほかの治療法として，免疫療法や温熱療法などがあげられる．

□ 一般的に悪性腫瘍の治療成績は，5 年生存率を使用する．

D. ショック

1. ショックとは ▢▢▢▢▢

□急激な全身性の循環障害により，重要臓器の機能維持が困難になった状態をショックと呼び，放置すれば致死的である．

□ショックの一般症状として，血圧低下，頻脈，顔面蒼白，四肢冷感，呼吸不全，冷汗，乏尿・無尿，意識障害などがあげられる．

2. 発生機序による分類 ▢▢▢▢▢

□ショックは，発生機序により循環血液量減少性ショック，血液分布異常性ショック，心原性ショック，閉塞性ショックに分類される．

□心原性ショックは，心機能の低下によって起こるものを指す．

□循環血液量減少性ショックは，循環血液量の減少により起こるものを指す．

□血液分布異常性ショックは，末梢血管拡張により相対的に血液量が不足して起こるものを指す．

□閉塞性ショックは，血液量は十分であるが，主要な血管が血栓や外部からの圧迫などにより閉塞し，血液循環が妨げられて起こるものを指す．

□ショックの分類と主な原因に関して**表1**に示す．

表1　ショックの分類と主な原因

循環血液量減少性ショック	血液分布異常性ショック	心原性ショック	閉塞性ショック
・大出血 ・脱水 ・広範囲熱傷 ・下痢	・敗血症性ショック ・神経原性ショック ・アナフィラキシーショック	・心筋梗塞 ・弁膜症 ・不整脈 ・心筋症	・肺塞栓 ・心タンポナーデ ・緊張性気胸

□敗血症性ショックは，エンドトキシンショックとも呼ばれ，初期には末梢血管の拡張と心拍出量の増加により四肢が温かくなるウォームショック（warm shock）となり，その後に血圧が低下してコールドショック（cold shock）となる．

第7章　外科学概論

□神経原性ショックは，脊髄損傷などで血管収縮に関わる交感神経が障害されて血管が拡張し，その結果，血圧が低下してショック状態になったものである．

□アナフィラキシーショックでは，抗原の侵入によりヒスタミンが放出されて血管拡張や血管透過性亢進が起こりショックとなる．

E.　失血・輸血・輸液

1.　失　血 ■■■■■

□出血により体から多量の血液が失われることを失血という．

□ヒトは一般に，全血液量の3分の1以上を失うと生命の危機状態となり，2分の1以上失われると死亡する．

2.　輸　血 ■■■■■

□生体の失われた血液成分を血液製剤で補充し，機能回復を図る治療法が輸血である．

□血液製剤は，ヒト血液を原料とする医薬品で，全血製剤，血液成分製剤，血漿分画製剤に大別される．

□採血後の血液に抗凝固剤を加えたものが全血製剤，また赤血球や血小板，血漿などの血液成分ごとに分離・調整したものが血液成分製剤である．

□血漿から治療に必要な蛋白質を分画・精製したものが血漿分画製剤である．

□輸血には，血液の全成分を輸血する全血輸血のほか，赤血球・血小板・血漿などの各血液成分を補充する成分輸血などがある．

□従来は，一般に全血輸血が行われていたが，最近は成分輸血が行われることが多い．

□成分輸血では，全血輸血に比べて輸血される患者（受血者）の心臓にかかる負担を軽減することができ，また輸血後移植片対宿主病などの副作用を防ぐことができる．

□全血輸血では，採血後72時間以内のものを新鮮血，採血後72時間〜21日以内のものを保存血とする．

□保存血では，血小板は消失し，凝固因子なども減少している．

□輸血の副作用として，不適合輸血，感染，輸血後移植片対宿主病，塞栓・血栓，急速・大量輸血による循環負荷の増大に伴う心不全やクエン酸中毒などがあげられる．

□輸血の副作用には，輸血開始後から数時間以内に起こる即時性のものと，輸血後数日から数カ月経過して起こる遅発性のものがある．

□不適合輸血は，最も重篤な合併症で死亡率が高い．

□不適合輸血では，初期に発熱，悪寒，血圧低下，アレルギー反応（蕁麻疹），胸部痛などがみられ，遅れて血尿や乏尿などが現われ，腎不全や尿毒症に移行する症例もある．

□輸血の数日後に，高度貧血，黄疸などの症状が出現する場合もある．

□輸血後移植片対宿主病は，輸血される血液のリンパ球が輸血を受けた患者を異物と認識し，排除しようとする反応である．

□輸血後移植片対宿主病の予防のために，輸血血液製剤の放射線照射を行う．

□輸血の可能性がある患者に対して，血液型検査や交叉適合試験などを行う．

□交叉適合試験とは，輸血製剤と患者血液の間の抗原抗体反応の有無を調べる方法である．

□交叉適合試験の主試験は，輸血製剤の血球と患者の血清の反応をみるものであり，副試験は患者の血球と輸血製剤の血清の反応をみるものである．

3. 輸 液

□輸液は「一定量（少なくとも 100 mL 以上）の輸液薬を血管内に投与すること」と定義される．

□輸液は，水分・電解質バランスや膠質浸透圧の是正および維持，酸塩基平衡異常の調整，栄養成分や血液成分の補給を目的に行う．

□輸液剤には，糖液，生理食塩液，電解質液，電解質補正液，血液製剤，高浸透圧利尿液，高カロリー輸液薬などの種類がある．

□輸液の副作用（合併症）は，手技上と輸液薬による合併症に大別される．

□輸液の手技上の合併症として，静脈炎，血腫，皮下水腫などがあげられる．

- 静脈炎は，輸液の手技上の合併症として最も頻度が高い．
- 輸液薬の合併症には，発熱，電解質異常，肝機能障害，高血糖，低血糖，代謝性アシドーシス，代謝性アルカローシスなどがある．
- 静脈栄養法には，四肢静脈を介したカテーテルによる末梢静脈栄養法と，高カロリー輸液が可能な中心静脈栄養法がある．
- 中心静脈栄養法（高カロリー輸液法）は，カテーテルを上大静脈（中心静脈）に留置し，高濃度の糖質，アミノ酸，電解質，ビタミン，ミネラルなどを持続的に投与できる栄養法である．
- 中心静脈栄養法は，経口摂取が不可能な場合などに適応となる．
- 中心静脈栄養法は，カテーテルを鎖骨下静脈経由で上大静脈（中心静脈）に留置するのが一般的である．
- 中心静脈栄養法は，カテーテル挿入に習熟を要し，カテーテル挿入時に気胸または血胸を起こす場合や，カテーテルからの感染を生じる場合がある．

F．手　術

1．手術の分類　■■■■■

- 手術は，手術時期から緊急性の高い救急手術，時間に若干の余裕がある早期手術，術前の準備を十分に行える晩期手術（待期手術）に分類される．
- 手術は，手術侵襲が大きく生命の危険がある開腹術などの大手術と，生命に危険が少ない膿瘍切開術などの小手術に分類される．
- 手術は，疾患の根本的な治癒が期待できる根治的手術と，根本的な治癒が難しい場合の症状の緩和を目的に行う姑息的手術に分類される．

2．術式の概念　■■■■■

【皮膚切開法】
- 通常の皮膚切開は，円刃刀が用いられ，繊細な切開操作が必要な場合は，尖刃刀や小円刃刀が用いられる．
- 皮膚に切開を加える場合，ランゲル皮膚割線に平行切開すると瘢痕が目立たない．
- 胸骨正中切開は，最も標準的な心臓到達法である．

□胸部後側方切開は，肺癌などの肺切除に適応される．
□腹部正中切開は，臍の上か下で上腹部切開・下腹部切開，臍をまたぐ
　場合は中腹部正中切開という．
□胃癌では，上腹部正中切開を行う．
□肋骨弓切開は，右側では胆嚢や肝臓，左側では脾臓の手術に適応される．

【止血術】
□本章の p106 の「I. 出血と止血」を参照していただきたい．

【結紮法】
□縫合糸は，「吸収性と非吸収性」「合成と天然」「単一糸と編み糸」に
　分けられる．
□絹糸は，非吸収性で天然の編み糸である．
□ナイロン糸は，非吸収性で合成の縫合糸である．
□天然糸に比べて，合成糸のほうが組織反応は少ない．
□結紮法として，外科結び，男結び，女結びなどがあげられる．
□男結びは確実な結び方であり，外科的に最も重要な結紮法である．
□女結びは早く結べるが，ゆるみやすい欠点がある．
□外科結びは，組織の緊張が強い場合などに用いられる．

【縫合法】
□縫合法には，基本となる結節縫合のほかに，U字縫合（マットレス
　縫合），真皮縫合，減張縫合，連続縫合など，さまざまな方法があり
　目的によって使い分けられている．
□血管縫合では，血栓形成や内腔狭窄を防ぐ目的で外翻縫合が行われる．
□消化管縫合では，アルベル・ランベール縫合などの内翻吻合が行われ
　てきたが，今日では消化管自動吻合器が使用されることが多い．
□創面の同じ層（筋層は筋層，粘膜層は粘膜層）を合わせ，縫合を行う．
□死腔をつくらないように注意して縫合を行う．
□手術創などの無菌的な切開創やデブリドマン後の創面は，一次縫合が
　可能である．
□汚染創や感染創では，二次縫合，遅延縫合を必要とする場合もある．
□抜糸時期は，成人では約1週間であるが，縫合部位によって異なり，
　頭頸部では早めに抜糸し，緊張が高い部位では遅らせる．
□縫合部の感染が疑われる場合は，ただちに抜糸する．

【穿刺術】
□穿刺とは，体外から針を血管や体腔内，内臓に刺して血液や体液，細胞などを採取し，診断や治療に利用することである．
□心嚢穿刺は，心タンポナーデの治療に用いられる．
□心タンポナーデとは，心膜腔に血液や心嚢液が貯留し，心膜腔内圧が上昇した結果，心室拡張が妨げられている状態である．
□胸腔穿刺は，胸水の除去による症状緩和や気胸の脱空を目的に行う．
□腹腔穿刺は，腹水の除去や採取，腹腔内への直接の抗生物質や抗癌薬などの注入を目的に行う．
□関節腔穿刺は，関節内薬液注入などを目的に行う．

G. 麻　酔

1. 麻酔とは

□麻酔は，鎮痛や鎮静による患者の苦痛の除去や周術期の全身管理を行うことにより，患者の安全を確保することを目的とする．
□麻酔は，表2のように分類できる．

表2　麻酔の分類

全身麻酔法	吸入麻酔，静脈麻酔，ニューロレプト麻酔
局所麻酔法	表面麻酔，浸潤麻酔，伝達麻酔（脊髄クモ膜下麻酔，硬膜外麻酔，神経ブロック）

2. 全身麻酔

□全身麻酔の術前患者管理として，手術の対象となる臓器だけでなく，心機能，肺機能，腎機能などの全身の評価を行う．
□全身麻酔法は，麻酔薬の投与経路により，吸入麻酔と静脈麻酔に分けられる．
【吸入麻酔】
□吸入麻酔は，吸入麻酔薬と酸素の混合ガスを患者に吸入させて全身麻酔を維持する麻酔法である．
□ガス性吸入麻酔薬である笑気（N_2O）は，無色，無臭のガスであり，調節性がよく，気道刺激性がないなどの利点がある．

□笑気単独の麻酔は，麻酔作用が低く困難であり，他の麻酔薬との併用が必要となる．

□揮発性の吸入麻酔薬として，セボフルランやイソフルランが多く使われる．

【静脈麻酔】

□静脈麻酔は，プロポフォールなどの静脈麻酔薬を静脈内に注入して行う全身麻酔法である．

□静脈麻酔は，吸入麻酔による全身麻酔時の気道確保や気道挿管を行う際にも行われる．

【ニューロレプト麻酔】

□ニューロレプト麻酔は，神経遮断薬と鎮痛薬を静脈内投与し，意識を保ちつつ，強い鎮痛状態にする麻酔法である．

□ニューロレプト麻酔の原法では，神経遮断薬としてドロペリドール，鎮痛薬としてフェンタニルを使用する．

□ニューロレプト麻酔は，意識下挿管の補助，肝・腎不全の患者への麻酔，術中に覚醒させたい脳神経外科手術などに適応される．

【筋弛緩薬】

□筋弛緩薬は，神経筋接合部に作用して筋収縮を抑制する．

□全身麻酔時に，手術部位の筋反射抑制と気管挿管時の筋弛緩などを目的に投与する．

□筋弛緩薬として，スキサメトニウム，ベクロニウム，ロクロニウムがあげられる．なお，現在はベクロニウム，ロクロニウムが多く使用される．

【麻酔前投薬】

□麻酔前投薬は，鎮静・不安の軽減，鎮痛，唾液や気道分泌の抑制，迷走神経反射の抑制，誤嚥予防などを目的にする．

□唾液や気道分泌の抑制のために，抗コリン薬（硫酸アトロピン，スコポラミン）が使用される．

□胃液分泌量の減少と胃液 pH の上昇のために，H_2 ブロッカーが使用される（胃液などの逆流による誤嚥予防）．

【気管挿管】

□気管内に気管チューブを挿管することで，気道確保が確実となり，安全性の高い麻酔となる．

第7章 外科学概論

□ラリンジアルマスクでは，気管内挿管チューブと比べ，誤嚥性肺炎のリスクが高い．

【全身麻酔の合併症】

□全身麻酔の呼吸器系合併症として，気道閉塞，呼吸抑制や無呼吸，バッキング，無気肺，メンデルソン症候群，咽頭痛や嗄声，悪性高熱症などがあげられる．

□気道閉塞は，気道分泌物，声門・喉頭の浮腫，気管支痙攣などが原因となる．

□気管支痙攣は，気管挿管時に起こりやすい．

□呼吸抑制や無呼吸は，麻酔薬や筋弛緩薬の過量などが原因となる．

□気管内挿管麻酔中の痙攣性咳運動をバッキングといい，換気などの障害となる．

□バッキングの原因として，浅麻酔時の気道の刺激，吸入麻酔薬による刺激などが原因となる．

□無気肺は，気道分泌物による末梢気管支の閉塞などによって生じる．

□気管内チューブの過挿入では，片肺換気となる．

□強酸性の胃酸誤嚥による化学性肺炎をメンデルソン症候群といい，麻酔導入時や覚醒時の嘔吐で生じる場合がある．

□気管内チューブなどの機械的刺激によって，咽頭痛・嗄声などが生じる場合がある．

□嗄声とは，「かすれ声」のような声の音色の異常であり，声帯の器質的異常や声帯間の異物，反回神経の障害などが原因となる．

□全身麻酔の循環器系合併症として，脈拍数や血圧の変動，深部静脈血栓症や肺塞栓などがあげられる．

□悪性高熱症は，全身麻酔の重篤な合併症で，薬剤投与などで誘発され，異常高体温と筋強直，頻脈，アシドーシス，過呼吸，チアノーゼをきたす予後が不良な症候群である．

□悪性高熱症を誘発する薬剤として，脱分極性筋弛緩薬であるスキサメトニウムや揮発性吸入麻酔薬であるハロセンなどがあげられる．

3. 局所麻酔　■■■■■

【表面麻酔】

□表面麻酔は，皮膚小手術，眼科手術，内視鏡検査などに用いられる．

【浸潤麻酔】

□浸潤麻酔は，組織内に局所麻酔薬を注射して浸潤させる方法で，外傷時の縫合，小腫瘤の摘出などの際に用いられる．

□感染部位には禁忌である．

□血管内注入で局所麻酔薬中毒が生じる場合がある．

【伝達麻酔】

□末梢神経の走行経路に局所麻酔薬を注射して神経伝達を遮断する麻酔法を伝達麻酔という．

【脊椎麻酔】

□脊椎麻酔は，腰椎麻酔や脊髄クモ膜下麻酔とも呼ばれる．

□脊椎麻酔は，脊髄クモ膜下腔に局所麻酔薬を注入し，脊髄神経を麻酔する方法である．

□主に，下腹部の手術の際に行われる．

□脊椎麻酔は，脊髄の損傷を防ぐため，通常は第3腰椎より下の部位に刺入する．

□通常の腰椎麻酔は，側臥位で行うが，サドルブロックは座位で行う．

□サドルブロックは，脊髄麻酔の一種であり，会陰や肛門部の手術に用いられる．

□脊髄麻酔では，穿刺部より硬膜外腔に脳脊髄液が漏れ，脳圧が低下し頭痛が生じる脊髄穿刺後疼痛がみられる場合がある．

□脊髄穿刺後疼痛は，頭部を高くすると脳圧が下がるため座位や立位で悪化する．

【硬膜外麻酔】

□硬膜外麻酔は，硬膜外腔に局所麻酔薬を投与し，脊髄神経を麻酔する方法である．

□硬膜外麻酔は，カテーテルを留置して持続的に薬を注入し，術中のみでなく術後数日の鎮痛を得るのが一般的である．

□脊髄レベル高位の胸部手術にも応用可能である．

【神経ブロック】

□神経ブロックは，神経の途中や神経根および神経叢などに局所麻酔薬を注入し，末梢支配領域を遮断する方法である．

□手術やペインクリニックに用いられる．

H. 移 植

□医療における移植とは，臓器や組織を移し替えることを意味する.
□移植される臓器や組織を移植片という.
□患者自身の臓器や組織を移植するものを自家移植という.
□自家移植の例として，自身の健常な皮膚を移植する植皮などがあげられる.
□他者の臓器や組織を移植するものを他家移植という.
□他家移植には，生体移植や脳死移植などがある.
□他家移植において，臓器提供者をドナー，臓器の受容者をレシピエントという.

1. 移植の種類 ■■■■■

□移植は，自家移植，同種移植（同系移植，異系移植），異種移植に分けられる.
□自家移植は，同一個体内の移植であり，拒絶反応は生じない.
□同種移植とは，同種族間（人間−人間など）での移植であり，同系移植，異系移植に分けられる.
□同系移植は，遺伝子が同じである一卵性双生児間などの移植であり，拒絶反応は生じない.
□異系移植は，遺伝的に異なる同種族間の移植で，拒絶反応が起こりうる.
□異種移植は，異なる種の動物間の移植で拒絶反応が強く，ほとんど生着しない.

2. 臓器移植 ■■■■■

□わが国では，心臓，肺，肝臓，小腸，腎臓，膵臓，眼球の移植が可能である（臓器移植法など）.
□移植臓器の保存可能な時間は，臓器により異なり，肝臓では20〜24時間，腎臓では48〜72時間，心臓・肺では4〜5時間である.
□心臓移植の3年生存率は，70〜80%である.

3. 移植の問題点 ■■■■■

【組織適合性抗原】

□ 拒絶反応とは，移植片の表面に存在する移植抗原を，受容者（レシピエント）の免疫系が異物と認識して排除しようとすることである.

□ 移植抗原の中で，最も強い反応を示すものが組織適合性抗原である.

□ 臓器移植の成功のためには，主要組織適合抗原が一致することが望ましい.

【拒絶反応】

□ 拒絶反応は，出現時期により超急性拒絶反応（24 時間以内），促進性拒絶反応（1 週間以内），急性拒絶反応（2〜3 カ月以内），慢性拒絶反応（3 カ月以降）に分けられる.

□ 拒絶反応を抑制するために，免疫抑制剤が必要となり，原則一生涯の服用となる.

□ 免疫抑制剤の副作用として，易感染性や二次発癌などがあげられる.

【脳死の判定】

□ 脳死とは，脳幹を含む全脳髄の不可逆的な機能喪失の状態である.

□ 脳死の判定基準を表 3 に示す.

表 3　脳死判定基準

①深昏睡

②瞳孔の散大・固定

③脳幹反射の消失

④平坦脳波（心電図も同時に確認し連続して 30 分以上かける）

⑤自発呼吸の消失

⑥①〜⑤の条件が満たされてから，少なくとも 6 時間が経過しても変化がないことに該当した場合である（生後 12 週〜6 歳未満の者では 24 時間である）. なお，脳死の判定は臓器移植に関わらない 2 名以上の医師によって 2 回の判定を行う

【改正臓器移植法】

□ 書面での本人の臓器提供の意思が示されなくても，家族の同意で脳死下の臓器摘出が可能となった.

□ 15 歳未満での法的脳死判定が可能となった.

□年齢制限の撤廃に伴い，虐待から脳死にいたった小児からの移植は禁止された.
□親族への優先提供が容認された.

1. 出血と止血

1. 出血の種類 ■■■■■

【出血とは】
□赤血球を含む血液の全成分が血管外に流出することを出血という.

【出血場所による分類】
□出血場所により，大きく外出血と内出血に分ける.
□血液が体外に流出する出血を外出血という.
□体腔や臓器内の出血を内出血といい，皮下出血や血胸がこれにあたる.

【出血血管による分類】
□出血は，出血血管により，動脈性出血，静脈性出血，毛細血管性出血などに分けられる.
□動脈性出血は，鮮紅色の拍動性の出血であり，自然止血が困難で，大量の出血となりやすいため，緊急の止血操作が必要となる場合が多い.
□静脈性出血は，暗赤色の非拍動性の出血であり，圧迫止血によって止血できる場合が多い.
□毛細血管性出血は，にじみ出るような出血であり，放置しても止血する場合が多い.
□実質臓器（肝臓，脾臓，膵臓，腎臓）からの出血を実質性出血と呼び，緊急の外科的止血が必要となる.

【出血原因による分類】
□出血原因により，外傷性出血と症候性出血に分けられる.
□外傷性出血が必ず外出血になるのではなく，鈍的な外力による場合などは内出血となる.
□症候性出血は，潰瘍・癌・結石などによる局所性症候性出血と，出血傾向（血友病など）などによる全身性症候性出血に分けられる.

【出血時間による分類】
□外傷や手術などによる急速出血である急性出血と，長期的な出血である慢性出血に分類される.

□急性出血では，血圧低下，頻脈，全身蒼白，冷汗などの症状を呈する.
□急性出血において，全血液量の 20～30％を超える大量の血液を失うとショックを起こす.
□慢性出血では，正常値の半分以下にヘマトクリットが低下した時でも，通常の生活が可能な場合がある.

2. 外出血

□外出血として，体表の開放性出血（創傷），鼻出血，耳出血，喀血，吐血，下血，血尿，性器出血などがあげられる.

【開放性出血】

□開放性出血は，出血の部位や状態を直接把握しやすい.
□開放性出血では，圧迫止血を第一に考える.

【鼻出血】

□鼻出血には，突発性と症候性のものがある.
□突発性鼻出血は，「鼻をほじる」や「くしゃみ」が原因となる.
□症候性鼻出血は，腫瘍，外傷，高血圧，血液疾患，オスラー病（遺伝性出血性末梢血管拡張症），肝疾患などによる.
□鼻出血の出血部位の多くは，キーゼルバッハ部位である.
□キーゼルバッハ部位は，鼻中隔粘膜の前下方にある毛細血管吻合部位である.
□大量の鼻出血であってもトロッター法を用いれば，自然止血が得られやすい.
□ガーゼの充填を鼻出血の止血基本とするが，大量出血がコントロールできない場合などはベロックのタンポン法を併用するとよい.

【耳出血】

□外耳道や鼓膜への直接的損傷が原因となることが多い.

【喀　血】

□喀血とは，呼吸器（気管，気管支や肺など）からの出血である.
□出血量によっては，呼吸状態を急変させる場合がある，緊急性の高い病態である.
□肺結核や肺癌などが原因となる場合が多い.

【吐血と下血】

□吐血とは，上部消化管出血による出血性嘔吐である.

□下血とは，消化管出血の肛門からの排泄をいう．

□消化管出血の 60～70%は，上部消化管出血である．

□急性胃粘膜病変，胃・十二指腸潰瘍，食道静脈瘤破裂などが上部消化
管出血の原因となる．

□下部消化管出血の原因の多くは，大腸由来である．

□上部消化管出血による下血の場合は，タール便となる．

【血 尿】

□腎や尿路の病態から出血し，尿中に赤血球が混入した状態を血尿とい
う．

□臨床的に，肉眼的血尿と顕微鏡的血尿に分けられる．

3. 内出血

□体腔や臓器内の出血が内出血である．

□皮下出血や血胸（胸腔内出血），クモ膜下出血は，内出血にあたる．

4. 止血法

□止血法には，一時的止血法と永久的止血法がある．

□一時的止血法には，直接圧迫法や指圧法，緊縛法などがある．

□直接圧迫法は，出血部をガーゼなどで直接圧迫し，止血する方法である．

J. 心肺蘇生法

1. 心肺蘇生法の概略

【一次救命処置と二次救命処置】

□心肺蘇生法は，一次救命処置と二次救命処置に大別される．

□一次救命処置は，特殊な器具や医薬品を必要とせず，一般市民でも可
能な救命処置である．

□一次救命処置には，気道確保，人工呼吸，胸骨圧迫が含まれる．

□二次救命処置は，医師や医療従事者が特殊な器材や薬剤を用いて行う
救命処置である．

【救急蘇生のポイント】

□安全を確認し，倒れた傷病者に近づき，意識→呼吸→循環の順で評価
を行う．

□意識状態の確認を行う際に，呼吸状態も同時に評価する．

□呼吸状態の確認は 10 秒以内で行い，心肺蘇生適応の判断に迷う場合も，ただちに胸骨圧迫を開始する．

□心肺蘇生は，胸骨圧迫心臓マッサージ→気道確保→人工呼吸の順に行う．

□心臓マッサージを 30 回，その後に気道確保を行い，人工呼吸 2 回のサイクルを繰り返す．

2. 呼吸停止に対する処置　■■■■■

【気道確保】

□意識を失うと，舌根沈下による気道閉塞を起こすため，気道確保が必要となる．

□気道確保法には，頭部後屈あご先挙上法や下顎挙上法がある．

□吐しゃ物などの異物が，気道を閉塞する場合もある．

□気道異物除去法として，指交差法，腹部突き上げ法，上腹部圧迫法（ハイムリック法），背部叩打法などがある．

【人工呼吸法】

□補助器具を用いない人工呼吸として，呼吸吹込み人工呼吸（口対口人工呼吸）がある．

□呼吸吹込み人工呼吸（口対口人工呼吸）では，1 回 1 秒くらいかけて胸が上がる程度に吹き込む．

□用手法による気道確保が困難な場合や搬送時には，補助器具を用いた気道確保を行う．

□補助器具を用いた気道確保法として，エアウェイ，ラリンゲアルマスク，気管挿管，緊急気管穿刺術，緊急気管切開などがある．

3. 心停止に対する処置　■■■■■

【胸骨圧迫心臓マッサージ】

□胸骨圧迫心臓マッサージは，胸の真ん中（胸骨下半分）に重ねた両手（乳児では指 2 本）で，肘をまっすぐに伸ばし行う．

□処置は，強く（圧迫の深さは成人で 5〜6 cm），早く（100〜120 回 / 分），絶え間なく行う．

□AED（自動体外式除細動器）の電気ショック後は，ただちに心臓マッサージを再開する．

【AED（自動体外式除細動器）】

☐ AED は，突然心停止の原因の大部分を占める心室細動などに対して電気ショックを与え，除細動を行う装置である．

☐ AED の使用は，一次救命処置に含まれ，一般市民の使用が可能である．

☐ AED は，傷病者の心電図を解析し，除細動が必要かどうかを素早く的確に判断して音声・ディスプレイにて指示し，成功したかどうかも解析して指示を出す．

K.　外傷各論

1.　頭部・顔面部外傷　　■■■■■

【急性硬膜外血腫】

☐ 急性硬膜外血腫は，頭蓋骨と硬膜の間に両側凸レンズ形の血腫を生じ，一般に脳挫傷を伴うことは少ない．

☐ 若年者に多くみられる．

☐ 特徴として，受傷後意識が清明な時期がみられる．

【急性硬膜下血腫】

☐ 急性硬膜下血腫は，脳実質と軟膜の間に三日月形の血腫を生じ，脳挫傷を伴うことが多く，予後は不良な症例が多い．

☐ 受傷当初から意識障害を認めることが多い．

【慢性硬膜下血腫】

☐ 慢性硬膜下血腫は，高齢者に好発し，軽い頭部外傷後 3～4 週以上経ってから頭痛や麻痺，認知機能低下といった症状が出現する．

☐ 三日月形の出血像を認めるが，出血からの時間経過によりさまざまな像を認める．

【脳挫傷】

☐ 脳挫傷は，脳実質が外傷により損傷された結果で生じ，脳浮腫や出血を伴う．

【脳震盪】

☐ 短期間に 2 回目の脳震盪を起こすと，重篤な状態に陥ることがあり，これをセカンドインパクトシンドロームという．

【帽状腱膜下血腫】

☐ 帽状腱膜と頭蓋骨骨膜との間に出血したものが帽状腱膜下血腫であ

り，小児にとときどきみられる「ぶよぶよしたこぶ」である．なお，打撲によって生じる通常の「硬いこぶ」は皮下血腫である．

□頭部全体に及ぶ場合もあり，出血が多い場合は輸血が必要となる場合もある．

2. 胸部外傷

【胸壁動揺（胸郭動揺，フレイルチェスト）】

□胸壁動揺は，隣接する数本の肋骨が，連続性に2カ所以上骨折して発生する．

□症状として，肺虚脱や呼吸障害があり，奇異呼吸や縦隔動揺をみる．

□胸壁が吸気でへこみ，呼気で膨らむものを奇異呼吸という．

□奇異吸気時に，縦隔が吸気時に健側へ，呼気時に患側へ動くものを縦隔動揺という．

□胸壁動揺の緊急処置として，外固定法と内固定法がある．

□絆創膏や弾性包帯による固定は，外固定法に分類される．

□気管内挿管は，内固定法に分類される．

【外傷性気胸】

□胸腔に空気がたまった病態が気胸であり，外傷に続発する気胸が外傷性気胸である．

□胸痛と呼吸困難が，気胸の一般的な症状で，胸腔内で気体に圧迫された肺は虚脱する．

□外傷性気胸は，外界と胸腔が交通する外開放性気胸，肺や気管支と交通する内開放性気胸，交通路が狭く自然に閉鎖した閉鎖性気胸に分けられる．

□閉鎖性気胸は，経過観察で軽快することも多い．

□外開放性気胸は，肺が完全虚脱となるため換気が期待できない．

□外開放性気胸は，胸腔と外界が交通するため膿胸を起こしやすい．

□内開放性気胸は，気管や気管支損傷を伴うため，しばしば血胸となる．

□内開放性気胸は，開放部が弁状となり，緊張性気胸となる場合がある．

□緊張性気胸は，胸壁の創部，肺や気管支の損傷部位が胸腔へ向かう一方向弁を形成する．

□緊張性気胸は，一方向弁が形成した結果，呼吸を繰り返すたびに胸腔内圧が上昇し，大気圧を超えた状態となる．

□外傷性気胸は，無症候や軽症例を除き，原則的に胸腔ドレナージ（穿刺）による脱気を行う．特に緊張性気胸では，閉塞性ショックから死の転帰を辿るため，ただちに行う．

□緊張性気胸において，陽圧人工呼吸は症状を急速に悪化させるので禁忌である．なお，外開放性気胸や内開放性気胸に対しては陽圧人工呼吸を行う．

【血　胸】

□胸腔内に出血した状態を血胸と呼び，処置は胸腔ドレナージ（穿刺）などを行う．

【心タンポナーデ】

□心タンポナーデは，心損傷により心膜腔に液体がたまった状態であり，心臓の拡張制限によって頻脈になる．

□血圧低下，頸静脈怒張，心音減弱は，ベックの3徴として知られる．

□処置として心嚢ドレナージ（穿刺）がある．

3. 腹部外傷　■■■■■

□腹部外傷の85%は，鈍的損傷とされ，うち75%は交通事故による．

□腹部外傷は通常，多発外傷となることが多い．

□胃腸管損傷では，腹部単純X線像で腹腔内遊離ガス像（フリーエアー）がみられる．

□脾損傷や肝損傷では，腹腔内出血による出血性ショックがみられる．

□後腹膜血腫は，膵臓や腎臓の損傷でみられ，腹部単純X線像において腸腰筋陰影の消失をみる．

L．脳卒中（脳血管障害）

【脳出血】

□脳出血の原因として，最も頻度の高いのは高血圧である．

□その他の原因として，頭部外傷，脳動脈瘤破裂，脳動静脈奇形破裂，ウィリス動脈輪閉塞症（もやもや病），出血性梗塞，出血性疾患，脳腫瘍などがあげられる．

□高血圧性脳出血の出血部位としては，被殻出血が最も高い．

□出血部位によって症状が異なり，表4に出血部位と症状を示す．

表4 脳出血の部位と症状

出血部位	症 状
被殻出血	感覚障害を伴う片麻痺，同名半盲，共同偏視，失語症（優位半球の場合）など
視床出血	片麻痺，協調運動障害，しびれ，深部知覚障害，眼球の下方偏位など
橋出血	意識障害，高熱，呼吸異常，瞳孔異常，四肢麻痺など
小脳出血	回転性めまい，頭痛，嘔吐，歩行障害，意識障害，眼振など

【脳梗塞】
□脳梗塞は，脳動脈の閉塞や狭窄によって虚血が生じ，脳組織が壊死する疾患である．
□障害部位により，さまざまな局所所見をきたし，意識障害や高次機能障害がみられる．
□病型として，アテローム血栓性脳梗塞，心原性脳塞栓症，ラクナ梗塞などがある．
□アテローム血栓性脳梗塞は，比較的に大きな脳動脈で生じ，高血圧，糖尿病，脂質代謝異常，喫煙などの生活習慣がリスク因子となる．
□アテローム血栓性脳梗塞の約20～30%に一過性脳虚血発作が先行する．なお，心原性脳塞栓症（約10%），ラクナ梗塞（10～20%）においても一過性脳虚血発作が先行する．
□心原性脳塞栓症は，心臓内でつくられた血栓などが脳動脈に閉塞を生じさせる．
□心原性脳塞栓症の発生形式は，突発完成型となる．
□ラクナ梗塞は，細い穿通枝の閉塞で生じる小梗塞であり，高血圧と関連が深い．
【クモ膜下出血】
□クモ膜下出血の原因の約8割が脳動脈瘤の破裂である．
□クモ膜下出血の症状として，突然の激しい頭痛，悪心，嘔吐，意識障害などがみられる．

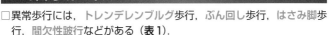

第8章
整形外科学─総論

A. 診断法と検査法

1. 異常歩行と原因 ■■■■■

□異常歩行には，トレンデレンブルグ歩行，ぶん回し歩行，はさみ脚歩行，間欠性跛行などがある（**表1**）.

表1　異常歩行の特徴および原因

異常歩行	特徴・原因
トレンデレンブルグ歩行	中殿筋の筋力低下により，患側に体幹を傾けて歩く徴候をいう．発育性股関節形成不全（先天性股関節脱臼）やペルテス病などでみられる
ぶん回し歩行	一側下肢麻痺のために健側を軸足として患側の足を外側に弧を描くように歩くことをいう．脳血管障害による片麻痺などでみられる
はさみ脚歩行	内反尖足位で両膝をこするように歩くことをいう．両下肢痙性麻痺でみられる
間欠性跛行	歩行を続けると下肢の疼痛と疲労を生じるが，少し休むと再び歩けるようになることをいう．腰部脊柱管狭窄症などでみられる

2. 徒手筋力テスト ■■■■■

□徒手筋力テストとは，徒手的に筋力を評価する検査法であり，6段階で評価される（**表2**）.

表2 徒手筋力テスト

段 階	質的表示	基　準
5	Normal	強い抵抗を加えても，重力に打ち勝って関節運動ができる
4	Good	ある程度の抵抗を加えても，重力に打ち勝って関節運動ができる
3	Fair	抵抗を加えなければ，重力に打ち勝って関節運動ができる
2	Poor	重力を除けば，関節運動ができる
1	Trace	筋収縮はあるが，関節運動ができない
0	Zero	筋収縮なし

3. 画像検査

□画像検査には，単純X線，CT，MRI，関節造影，超音波検査などがある（表3）.

表3　各種画像検査の特徴

検 査	特 徴
単純X線	骨・関節疾患の最も基本的な画像検査である．初期検査として汎用されるが，平面的で軟部組織の構造は描出できない
CT	三次元的な骨の形態変化や石灰化の描出に有用な画像検査である
MRI	靱帯や半月板など軟部組織の描出に優れる．強力な磁場や電磁波を用いるため，ペースメーカーや人工内耳装置など，体内に磁性金属や電子機器のある患者には原則禁忌である．妊娠初期や閉所恐怖症にも注意が必要である．なお，放射線被爆はない
関節造影	関節腔内に造影剤を注入し，X線撮影を行う画像検査で，関節内部の構造を評価できる
超音波検査	非侵襲的で，簡便な画像検査である．そのため軟部組織や炎症所見の評価や術中検査などに用いられる

第8章 整形外科学―総論

B. 治療概論

1. 理学療法

□理学療法には，運動療法と物理療法がある（**表4**）.

表4　理学療法の特徴

種　類	特　徴
運動療法	運動によって身体機能や運動機能を改善維持する方法である
物理療法	温熱や電気，水などの物理的刺激に対する生体反応を利用して機能の正常化を図る方法である

□物理療法には，温熱療法と電気・光線療法があり，それぞれに禁忌がある（**表5**）.

表5　物理療法の禁忌

物理療法	禁　忌
温熱療法	感覚低下部位，急性炎症部位（熱傷の恐れがあるため）
電気・光線療法	ペースメーカー使用者，妊婦，出血性疾患など

2. 牽引療法

□牽引療法には，直達牽引と介達牽引がある（**表6**）.

表6　牽引療法の種類①

種　類	特　徴
直達牽引	骨に直接器具を刺入して引っ張る方法である
介達牽引	皮膚や軟部組織を介して引っ張る方法である

□各種牽引法には，ブライアント牽引，クラッチフィールド牽引，グリソン牽引，ダンロップ牽引がある（**表7**）.

表7 牽引療法の種類②

種 類	特 徴
ブライアント牽引	垂直に両下肢を牽引する方法で，小児の大腿骨骨折に対して行われる
クラッチフィールド牽引	頭蓋骨にピンを刺入して牽引する直達牽引で，頸椎損傷や頸椎手術後の固定に適用される
グリソン牽引	グリソン係蹄と呼ばれる牽引バンドで頸椎を牽引する介達牽引で，頸椎症や頸椎椎間板ヘルニアに対して行われる
ダンロップ牽引	上腕骨顆上骨折に対して行われる介達持続牽引である

C. 骨・関節・靱帯の外傷

1. 小児の骨折　　　　　　　　　　■ ■ ■ ■ ■

□小児では，骨膜が厚く，弾力性に富むため若木骨折となることが多い.
□小児では，成長軟骨板の強度が低いため損傷されやすく変形や成長障害を合併することがある.
□小児では，転位変形に対する自家矯正能力が高いが，回旋変形に対する自家矯正は困難である.

2. 骨折の治癒過程　　　　　　　　■ ■ ■ ■ ■

□骨折の治癒過程は，炎症期→修復期→リモデリング期の順に進行する（表8）.

表8 骨折の治癒過程

種 類	特 徴
炎症期	受傷直後から数日で起こり，血腫の形成や炎症細胞の浸潤がみられる
修復期	数週間ほど続き，肉芽組織の形成や軟骨内骨化が起こり，骨膜では膜性骨化により仮骨が形成される
リモデリング期	数カ月から数年続き，骨の再造成が起こり，仮骨が減少して骨強度が上昇し治癒に向かう

第8章　整形外科学・総論

117

3. 骨折の治癒に影響する因子　■■■■■

□関節内骨折では，骨膜を欠くため仮骨が形成されにくく，骨癒合が起こりにくい．

□手の舟状骨や大腿骨頸部，脛骨中下1/3部，距骨などは，血流が障害されやすいため骨癒合が起こりにくく，偽関節になりやすい．

□骨折治癒には，骨萎縮がある高齢者など年齢や低蛋白血症などの栄養状態，転位の程度などが影響する．

4. 脂肪塞栓症候群　■■■■■

□骨折患者の1〜5%に発症する合併症として，脂肪塞栓症候群がある（表9）．

表9　脂肪塞栓症候群

概　念	骨折などの外傷後に，脂肪組織から遊離した脂肪滴が血管を塞栓し，虚血性の臓器障害を起こすことをいう
症　状	受傷後12〜48時間で発症し，初期症状では発熱や頻脈がみられる．肺での塞栓により呼吸困難，脳での塞栓により意識障害，眼瞼結膜や腋窩部・前胸部での塞栓により点状出血がみられる

D. 末梢神経損傷　——————　□□□□□

□末梢神経損傷には，正中神経麻痺，尺骨神経麻痺，橈骨神経麻痺がある（表10）．

表10　末梢神経損傷

種　類	特　徴
正中神経麻痺	母指対立障害がみられる
尺骨神経麻痺	尺骨神経管（ギヨン管）や肘部管内で絞扼性神経障害を生じ，そのため骨間筋の萎縮などにより鷲手を呈する
橈骨神経麻痺	上腕部での圧迫や上腕骨骨折で起こり，それにより下垂手を呈する

□出産時に発症する神経損傷として分娩麻痺がある（**表11**）.

表11　分娩麻痺

概　念	経腟分娩時に新生児の肩などが産道に引っかかり，頭頸部が強く牽引されることで生じる腕神経叢損傷である
病　型	C5～6が障害される上位型が多く，waiter's tip positionと呼ばれる特徴的な肢位をとる
治　療	上位型は，回復が良好で，関節拘縮を予防しながら自然回復を待つ．また，節後損傷（神経根より末梢での損傷）では手術による神経修復が可能である

E. 脊椎・脊髄損傷　──────── □□□□□

□脊椎・脊髄損傷は，外傷や高齢者の転倒などが原因となり，脊柱管内の脊髄が損傷することをいう.

□損傷した高位や部位により，運動麻痺や感覚障害などを引き起こす.

□損傷レベルごとにある程度の残存機能が決まっており，機能的予後を予測することができる（**表12**）.

表12　脊髄損傷の損傷レベルと残存機能

損傷レベル	残存機能／予後
C1～3	人工呼吸器が必要である
C5	肘関節屈曲が可能である
C6	手関節背屈が可能である
C7	肘関節伸展が可能である
C8	車いすの駆動が可能である
L3	膝関節伸展が可能である
L4	足関節背屈が可能である
L5	母趾背屈が可能である
S1	足関節底屈が可能である

□重度の脊髄損傷では，受傷直後に脊髄ショックをきたすことがあり，一時的に損傷高位以下のすべての脊髄機能を消失する.

□脊髄ショックでは，弛緩性麻痺や反射消失，血圧低下，麻痺性イレウスなどを呈する．

□骨折や脱臼などを伴わない脊髄損傷を非骨傷性脊髄損傷といい，高齢者では頸椎変形などにより非骨傷性脊髄損傷となることが多い．

□非骨傷性頸髄損傷は，中心性頸髄損傷となることが多く，下肢に比べて上肢の運動麻痺が強いや，頸椎の過伸展損傷によるものが多いなどの特徴がある．

□脊髄損傷の重症度評価には，Franckel 分類が用いられる（**表 13**）．

表 13　Franckel 分類

分　類	状　態
A（Complete）	感覚・運動は完全麻痺である
B（Sensory only）	感覚はある程度温存されているが，運動は完全麻痺である
C（Motor useless）	運動機能はあるが，実用にならない
D（Motor useful）	実用になる運動機能が温存されている
E（Recovery）	感覚・運動ともに正常で，反射異常はあってもよい

F.　筋・腱損傷（四肢）

1.　アキレス腱断裂

□アキレス腱断裂は 30〜40 代のスポーツ活動中に多く，下腿三頭筋の遠心性収縮によりアキレス腱が急激に伸長した時に生じる．

□受傷直後は歩行困難だが，しばらくするとベタ足での歩行が可能となることが多い．

□足の底屈（屈曲）は可能だが，つま先立ちは不能となる．

2.　アキレス腱周囲炎

□アキレス腱周囲炎は，スポーツ障害やオーバーユース，加齢変性などが原因である．

□アキレス腱付着部の 2〜6 cm 上に疼痛や圧痛，腫脹がみられる．

A. 先天性骨系統疾患・奇形症候群 ——— □□□□□

□軟骨無形成症の概念・原因・症状について以下に示す.

概 念	FGFR3 遺伝子変異によって軟骨内骨化の障害が起こり,四肢短縮型低身長をきたす疾患である
原 因	常染色体優性遺伝によって生じる
症 状	脊柱変形や三尖手（三叉手）,内反膝（O脚）,特徴的な顔貌がみられる.特徴的な顔貌として,頭位の拡大や前額部の突出,鼻根部の陥凹（鞍鼻）,下顎の突出などがみられる.合併症として,水頭症,環軸不安定性,大後頭孔狭窄,脊柱管狭窄症がある

□骨形成不全症の概念・症状について以下に示す.

概 念	Ⅰ型コラーゲンの合成に関与する遺伝子の異常により,膜性骨化による長管骨の横径の成長障害と結合組織の異常をきたす疾患である
症 状	易骨折性および繰り返す骨折により骨の変形がみられる.また,小児期からの骨粗鬆症を特徴とする.結合組織の異常として,青色強膜,歯牙形成不全,難聴,関節弛緩などがある

□マルファン症候群の概念・原因・症状について以下に示す.

概 念	遺伝子異常により,フィブリリンの合成異常をきたす疾患である
原 因	常染色体優性遺伝によって生じる
症 状	骨格系の異常として,高身長や長い四肢,クモ状指や脊柱側弯,胸郭の変形（鳩胸や漏斗胸など）,外反扁平足などがみられる.心血管系の異常として,大動脈解離,僧帽弁逸脱などがみられる.眼科的な異常としては,水晶体亜脱臼などがみられる

□大理石骨病の概念・症状について以下に示す.

概 念	破骨細胞の機能不全により,未熟骨から成熟骨への骨リモデリングが障害され,全身の骨硬化をきたす遺伝性疾患である
症 状	易骨折性（骨強度の低下による）や骨髄機能障害がみられる

□ムコ多糖症の概念・原因・症状について以下に示す.

概　念	ライゾゾーム酵素の欠損によりムコ多糖の分解が障害され，全身の組織内にムコ多糖が沈着する遺伝性疾患である
原　因	変異遺伝子によりⅠ〜Ⅸ型に分類され，Ⅱ型はX染色体劣性遺伝，それ以外は常染色体劣性遺伝である
症　状	特徴的な顔貌，低身長などがみられる．なお，ムコ多糖症のⅣ型はモルキオ症候群と呼ばれ，骨病変が強く，関節の弛緩などがみられるが，精神発達遅滞はない

B. 汎発性骨疾患 ── □□□□□

□下垂体性巨人症の概念について以下に示す.

概　念	骨端線閉鎖前に成長ホルモンが過剰分泌されることにより，長管骨が伸びて高身長をきたす疾患である

□先端巨大症の概念・原因について以下に示す.

概　念	骨端線閉鎖後に成長ホルモンが過剰分泌され，骨形成の促進や軟部組織の肥厚および代謝異常をきたす疾患である
原　因	下垂体腺腫が多い

□成長ホルモン分泌不全性低身長（下垂体性小人症）の概念・症状について以下に示す.

概　念	下垂体からの成長ホルモンの分泌低下により，均衡型低身長をきたす疾患である
症　状	骨年齢の遅延や低血糖がみられる．なお，ゴナドトロピン（性腺刺激ホルモン）の分泌不全を合併する場合は，二次性徴の遅延がみられる

□副甲状腺機能亢進症の病態・症状について以下に示す.

病　態	腺腫などによりパラトルモンが過剰分泌され，骨吸収が亢進する
症　状	高カルシウム血症，低リン血症，病的骨折などがみられる

□クッシング症候群の病態・症状について以下に示す.

病 態	コルチゾールなどのグルココルチコイドが過剰に分泌される
症 状	骨粗鬆症（骨形成の抑制による）などがみられる

□くる病の概念・症状について以下に示す.

概 念	ビタミンDの作用不全やリン欠乏により，骨の石灰化障害をきたして，類骨過剰となる疾患で，骨端線閉鎖前（小児期）に発症する．なお，骨端線閉鎖後（成人期）の骨石灰化障害は，骨軟化症と呼ばれる
症 状	くる病念珠（肋骨・軟骨結合の腫大），低身長，内反膝（O脚）またはX脚，Harrison溝（横隔膜付着部肋骨の陥凹）などがみられる

□骨粗鬆症の概念・病型・症状・検査・治療について以下に示す.

概 念	骨吸収が骨形成を上回ることで，骨強度が低下する疾患である
病 型	【原発性骨粗鬆症】 骨代謝回転が亢進して起こる閉経後骨粗鬆症と，骨代謝が低下して起こる加齢によるものがある 【続発性骨粗鬆症】 ステロイドの長期投与によるものが多く，そのほかに糖尿病などの内分泌・代謝性疾患や慢性腎臓病（CKD）による続発性副甲状腺機能亢進症，胃切除などの吸収不良症候群，関節リウマチなどが原因となるものがある
症 状	海綿骨では骨代謝回転が速いため，脆弱性骨折がみられる（海綿骨の多い椎体や大腿骨近位部，橈骨遠位端などに多い）
検 査	血清カルシウム，リン，ALPは正常値を示す（骨の絶対量が減少するため）．骨X線では，骨梁の減少が認められる
治 療	予防・治療には，運動療法が有用である（骨量は運動により増加するため）．なお，閉経後骨粗鬆症には選択的エストロゲン受容体調節薬（SERM）などが有用である

第9章 整形外科学 各論

C.　神経・筋の疾患 ──────────── □□□□□

□デュシェンヌ型筋ジストロフィー（DMD）の概念・原因・症状・検査・経過について以下に示す．

概 念	筋細胞膜の維持に重要なジストロフィン蛋白が欠損し，骨格筋の変性・壊死をきたす遺伝性の疾患である
原 因	伴性劣性遺伝で，原則男子のみに発症する
症 状	下肢近位筋の筋力低下→下肢帯の筋力低下→登攀性起立（立ち上がる際に，手で膝を押さえながら体を起こしていく動作），動揺性歩行（アヒル歩行）がみられる．また，腓腹筋の仮性肥大がみられる．
検 査	血清クレアチンキナーゼの上昇が認められる
経 過	通常 2〜3 歳で発症し，呼吸筋麻痺による呼吸不全や心筋の異常による心不全のために，20 歳までに死亡することが多い

□筋萎縮性側索硬化症（ALS）の概念・経過・症状について以下に示す．

概 念	上位運動ニューロン（錐体路）と下位運動ニューロンがともに変性し，全身の筋萎縮が進行する原因不明の疾患である
経 過	一側上肢の遠位筋の筋力低下から始まり，進行すると呼吸筋の障害による呼吸不全により発症から 3〜5 年で死亡する
症 状	錐体路障害として，腱反射の亢進，バビンスキー徴候がみられる．下位運動ニューロン障害として，線維束性収縮がみられる．延髄運動系脳神経核の障害として球麻痺症状（嚥下障害，構音障害，舌萎縮など）がみられる．なお，眼球運動障害，感覚障害，膀胱直腸障害，褥瘡などはみられない（四大陰性症状）

□脊髄癆の概念・症状について以下に示す．

概 念	梅毒に起因する脊髄障害で，初感染から 10〜15 年後に発症する疾患である
症 状	深部感覚障害，脊髄癆性運動失調（脊髄後根と後索が変性するため）がみられる．また，ロンベルグ徴候や失調性歩行もみられる．

□脊髄空洞症の概念・部位・症状・治療について以下に示す.

概 念	脊髄内に空洞形成や液体貯留が生じ，脊髄障害を起こす疾患の総称である
部 位	下部頸髄に好発する
症 状	解離性感覚障害がみられる（温痛覚は障害されるが，深部感覚は正常である）．なお，キアリ奇形，神経病性関節症（シャルコー関節）を合併する
治 療	進行性の疾患であり，内科的な治療はないため早期の手術が必要である

□脳性麻痺の概念・病型について以下に示す.

概 念	受精から生後4週までに，なんらかの原因によって脳の運動系の形成異常や損傷が起こり，運動や姿勢を制御する能力が損なわれた病態の総称である
病 型	アテトーゼ型（大脳基底核の障害），痙直型（錐体路の障害），失調型（小脳の障害）などがある

□脊髄性小児麻痺の概念・症状について以下に示す.

概 念	ポリオウイルスの経口感染により脊髄前角に炎症を起こす疾患である
症 状	四肢の弛緩性麻痺（運動神経が障害されるため）がみられる

D. 感染性軟部組織・関節疾患 —————— □□□□□

□急性化膿性骨髄炎の概念・原因・頻度・部位・症状・検査を以下に示す.

概 念	扁桃炎や上気道炎などの感染巣から血行性に骨髄に感染し生じる急性感染症である
原 因	黄色ブドウ球菌によるものが最も多い．なお，糖尿病患者の皮膚潰瘍や，外傷および手術での皮膚損傷による直接感染が原因となることもある
頻 度	成長軟骨板部では，血液が滞留しやすいため小児に多く発症する
部 位	大腿骨，脛骨，上腕骨などの長管骨の骨幹端に好発する
症 状	全身症状としては，発熱，悪寒などがみられ，局所症状としては，疼痛，腫脹，発赤，熱感，疼痛による患肢の不動などがみられる
検 査	初期はX線検査で，早期診断にはMRIが有用である．なお，びまん性の骨萎縮像のみのため判断は困難である

□慢性骨髄炎の原因・検査について以下に示す.

原　因	急性化膿性骨髄炎が慢性化したものが多い
検　査	X線検査では，骨壊死により周囲と分離された腐骨の形成，それを囲むように形成された骨柩，皮膚への瘻孔の形成などがみられる

□ブロディ膿瘍の概念・部位・原因・検査について以下に示す.

概　念	慢性骨髄炎の特殊型である
部　位	長管骨の骨幹端に好発する
原　因	主に黄色ブドウ球菌の感染よるものである
検　査	X線検査では，円形または楕円形の嚢腫様陰影（骨透亮巣：骨が薄く写る）や，その周囲に骨硬化像（骨が周囲より白く写る）が認められる

□化膿性股関節炎の原因・症状・検査・治療について以下に示す.

原　因	乳児では，大腿骨頸部の急性化膿性骨髄炎から直接波及したものが多く，起因菌は黄色ブドウ球菌が最多である
症　状	発熱，オムツ交換時の啼泣，疼痛による患肢の不動がみられる
検　査	初期ではX線検査で異常が認められず，発症後10日ごろより，骨萎縮，骨破壊像，骨膜反応（新骨形成）がみられる
治　療	小児期では，関節変形や成長障害が残るおそれがあるため，早期の治療が重要である

□結核性脊椎炎（脊椎カリエス）の概念・症状について以下に示す.

概　念	結核菌が脊椎椎体に感染し，それにより椎体や椎間板の変形・破壊が生じる疾患である
症　状	局所症状として，体動痛，叩打痛がみられ，進行すると発赤や熱感を伴わない冷膿瘍や脊柱が後彎する亀背，脊髄圧迫による脊髄麻痺（Pott麻痺）などがみられる（Pottの三徴）

□化膿性脊椎炎の頻度・原因・症状について以下に示す.

頻　度	中高年や糖尿病などによる免疫低下の患者に好発する
原　因	黄色ブドウ球菌によるものが多い
症　状	腰椎に好発し，発熱・罹患した椎体部の疼痛などがみられる

□破傷風の概念・症状について以下に示す.

概 念	皮膚創傷部位から侵入した破傷風菌が産生する神経毒素（テタノスパスミン）により，全身の骨格筋に強直性痙攣と持続的緊張をきたす疾患である
症 状	開口障害，口輪筋の緊張による痙笑（けいしょう）などがみられ，進行すると後弓反張などの全身けいれんが生じて予後は不良となる

E. 非感染性軟部組織・関節疾患 ─── □□□□□

□関節リウマチの概念・頻度・症状・検査について以下に示す.

概 念	自己免疫学的機序により，主に慢性の関節炎を生じ，全身の結合組織にも炎症をきたす古典的な膠原病の一つである
頻 度	20〜50 代の女性に多い
症 状	【関節症状】 起床後にみられる朝のこわばり，小関節を中心に対称性・多発性に発症する関節炎，関節の腫脹・疼痛などがみられ，関節炎の進行に伴い関節破壊が生じる．代表的な関節変形として，ボタン穴変形（PIP 関節の破壊），スワンネック変形（MP 関節の基節骨の掌側亜脱臼），尺側偏位（MP 関節の亜脱臼），外反母趾（母趾 MTP 関節の亜脱臼）がある．また，大関節では環軸関節の亜脱臼を起こし，頭痛や運動麻痺，感覚障害などの頸髄圧迫症状が生じることがある．その他，肩関節，肘関節，股関節，膝関節，足関節などに関節炎を生じる 【関節外症状】 手根管症候群や間質性肺炎，心外膜炎，皮下結節（リウマトイド結節）などがみられる．まれに血管炎をきたし，悪性関節リウマチとなることがある
検 査	リウマチ反応（リウマトイド因子の有無を調べる）は，約 75%が陽性となる．また，関節液は半透明・黄白色に混濁し，粘稠度の低下がみられる

□痛風の概念・頻度・症状について以下に示す.

概 念	尿酸塩結晶が関節内に析出することによって起こる急性関節炎である
頻 度	高尿酸血症の 30〜50 代の男性に好発する
症 状	第 1 中足指節関節に激痛，発赤，腫脹を伴う痛風発作を生じる．慢性化すると，皮下結節（痛風結節）や腎機能障害（痛風腎）がみられる

第II部　各試験科目別問題

□ 変形性関節症の概念・部位・病型について以下に示す.

概　念	加齢などにより関節軟骨が変性・摩耗し，それに伴う骨増殖や骨棘形成および二次性骨膜炎によって関節の変形・拘縮をきたす疾患である	
部　位	加重関節である膝関節や股関節，および頸椎や腰椎（変形性脊椎症）に好発する	
病　型	ヘバーデン結節	DIP 関節の変形性関節症で，手の変形性関節症では最多であり，40 歳以降の女性に好発する
	ブシャール結節	指の PIP 関節に生じる変形性関節症で，ヘバーデン結節に合併することもある

□ 変形性膝関節症の概念・頻度・症状・検査・治療について以下に示す.

概　念	関節軟骨の退行変性により，骨の増殖性変化や二次性の骨膜炎が生じ，関節破壊や変形をきたす疾患である
頻　度	変形性関節症の中で最も多く，50 歳以上の肥満女性に好発する
症　状	初期は，運動開始時に膝内側の疼痛，可動域制限，膝関節の腫脹がみられ，進行すると内反膝などの関節変形がみられる
検　査	X 線検査では，関節裂隙の狭小化，骨棘形成，軟骨下骨の骨硬化像が認められる．また，膝の内反変形により X 線検査にて，FTA の拡大や下肢機能軸（Mikulicz 線）の内側への移動が確認される．なお，FTA〔大腿脛骨角（膝外側角）〕とは大腿骨長軸と脛骨長軸のなす外側の角をいう
治　療	【保存療法】日常生活指導（減量や負荷のかかる動作の回避），運動療法（関節の安定性を高めるために大腿四頭筋の筋力増強など）がある 【手術療法】関節鏡下デブリドマン（変性半月板や増殖骨膜などを除去），高位脛骨骨切り術（外側関節面へ荷重を分散させる関節温存術），人工膝関節置換術（主に高齢者が対象）がある

□ 血友病性関節症の概念・部位について以下に示す.

概　念	血液凝固障害のために関節内出血を反復し，滑膜炎や軟骨変性が進行して関節破壊をきたす疾患である
部　位	肘関節，膝関節，足関節に好発する

□離断性骨軟骨炎（OCD）の概念・原因・部位・症状・検査について以下に示す.

概　念	骨の成長期（思春期〜青年期）に関節軟骨の下にある軟骨下骨が壊死し，骨軟骨が正常骨から離断する疾患である
原　因	投球動作やその他のスポーツが原因となる
部　位	肘関節や膝関節，足関節に好発する
症　状	初期は，運動時および運動後の違和感や軽い疼痛がみられ，進行とともに疼痛が増加する
検　査	X線検査では，透亮期（病変部の軟骨が壊死する），分離期（病変部周囲に骨化が生じる），遊離期（病変部の骨軟骨が離断する）が認められる

□強直性脊椎炎の概念・頻度・症状・検査について以下に示す.

概　念	仙腸関節から始まり，脊椎を上行する体軸性関節炎を主体とする全身性の慢性炎症性疾患である
頻　度	10代後半〜20代の男性に好発する
症　状	進行とともに脊椎周辺の靭帯が骨化し，脊椎に可動域制限が生じる
検　査	X線所見では，進行すると仙腸関節の関節裂隙の狭小化や靱帯骨棘の形成と椎体間の骨性癒合による竹様脊椎（たけようせきつい）などが認められる

□神経病性関節炎（シャルコー関節）の概念・症状・検査について以下に示す.

概　念	糖尿病などによる痛覚障害または深部感覚障害を生じる基礎疾患があり，関節痛を自覚しにくいために関節への負担を繰り返し，関節破壊と高度な関節変形をきたす疾患である
症　状	痛覚障害のため自覚症状に乏しい
検　査	X線検査では，進行期に広範かつ高度な関節破壊像と骨棘形成などの骨硬化像が混在して認められる

□掌蹠膿疱症（しょうせきのうほうしょう）性骨関節炎の概念・症状について以下に示す.

概　念	掌蹠膿疱症に関節炎または骨炎を合併したリウマチ性疾患である
症　状	肋骨や鎖骨の胸骨付着部における関節炎（胸肋鎖関節炎），椎間関節炎，仙腸関節炎などがみられる

F. 骨・軟部腫瘍

1. 良性骨腫瘍 ■ ■ ■ ■ ■

□骨軟骨腫の頻度・部位・病型・経過について以下に示す.

頻　度	原発性骨腫瘍の中で最も多く，10代に好発する
部　位	大腿骨遠位部や脛骨近位部など，長管骨の骨幹端部に好発する
病　型	単発性と多発性のものがある
経　過	良性腫瘍だが，悪性化することがある

□内軟骨腫の概念・頻度・部位・病型について以下に示す.

概　念	骨髄腔内に発生する良性骨腫瘍である
頻　度	10～50代の幅広い年代に好発する
部　位	手の指節骨や中手骨，足の趾節骨などの短管骨に好発する
病　型	ほとんどが単発性で，骨格の片側に発生するオリエール病や血管腫を合併するマフーチー症候群など，先天性の多発性内軟骨肉腫も存在する

□骨巨細胞腫（中間的な悪性度に分類される）の概念・頻度・部位・症状・検査・経過について以下に示す.

概　念	腫瘍内に多数の多核細胞がみられる骨腫瘍である
頻　度	10～40代に好発する
部　位	大腿骨遠位部や脛骨近位部の骨端部に好発する
症　状	膝周囲に疼痛や腫脹がみられる
検　査	X線検査では，骨端部の骨透亮像（偏在性，嚢胞状），多房性の石けん泡状陰影が認められ，骨膜反応を示すことは少ない
経　過	再発率が高く，まれに肺転移を起こすことがある

2. 悪性骨腫瘍 ■ ■ ■ ■ ■

□骨肉腫の頻度・部位・治療について以下に示す.

頻　度	原発性悪性骨腫瘍で最も多く，10代に好発する
部　位	大腿骨遠位部と脛骨近位部の骨幹端部に好発し，肺転移が多い
治　療	現在では，患肢温存術が第一選択となり，生存率が大幅に増加している

□軟骨肉腫の概念・頻度・部位・検査について以下に示す.

概　念	腫瘍細胞が軟骨を形成する悪性腫瘍である
頻　度	40〜60 代の男性に好発する
部　位	骨盤や大腿骨近位部に好発する
検　査	X 線検査では，骨髄内腔の境界不明瞭な骨吸収や骨破壊像，カリフラワー状石灰化像が認められる

□ユーイング肉腫の概念・頻度・部位・検査について以下に示す.

概　念	小型円形腫瘍細胞がびまん性に増殖する悪性腫瘍である
頻　度	幼児〜10 代の男性に好発する
部　位	大腿骨などの長管骨の骨幹部や骨盤などに好発する
検　査	X 線像では，骨幹部に浸潤性，虫食い状の骨破壊像，玉ねぎの皮様反応などの骨膜反応が認められる

3. 骨腫瘍類似疾患

□孤立性（単発性）骨嚢腫の概念・頻度について以下に示す.

概　念	空洞化した骨髄に，黄色透明の液体が貯留する疾患である．なお，骨腫瘍類似疾患であるが，腫瘍細胞は認められない
頻　度	20 歳未満の男性に好発する

□線維性骨異形成症の概念・頻度・検査・病型について以下に示す.

概　念	骨形成過程の異常により，骨内部が線維組織に置換される骨腫瘍類似疾患である
頻　度	20 歳未満に好発する
検　査	X 線検査では，偏在性のスリガラス様骨透亮像，骨皮質の菲薄化を伴った膨隆が認められる
病　型	線維性骨異形成症で，皮膚のカフェオレ斑と思春期早発症を伴った多発例を McCune-Albright 症候群という

4. 転移性骨腫瘍 ■■■■■

□転移性骨腫瘍の概念・部位について以下に示す.

概 念	他臓器に原発した腫瘍が骨に転移をきたしたものである
部 位	原発巣としては，男性では肺癌，女性では乳癌が最も多く，転移先は脊椎が最も多い

5. 軟部腫瘍 ■■■■■

□グロムス腫瘍の概念・頻度・部位・症状について以下に示す.

概 念	動静脈吻合部に存在するグロムス小体の過形成により発生する良性の軟部腫瘍である
頻 度	中年期に好発する
部 位	指趾の爪下部に好発する
症 状	圧痛，自発痛，寒冷時痛などがみられる

□未分化多形肉腫（悪性線維性組織球腫）の概念・頻度・部位について以下に示す.

概 念	悪性の軟部腫瘍の一つである
頻 度	40 歳以上に好発する
部 位	下肢や後腹膜腔に好発し，肺に転移することが多い

□多発性骨髄腫の概念・頻度・症状・検査について以下に示す.

概 念	形質細胞（骨髄腫細胞）の骨髄の増殖により発症する悪性腫瘍である
頻 度	50 歳以上の男性に多い
症 状	骨髄での正常造血の抑制による汎血球の減少症状がみられる（赤血球減少による貧血，白血球減少による易感染性，血小板減少による出血傾向）．また，破骨細胞の活性化による骨破壊により骨痛や病的骨折がみられる．さらに，骨髄腫細胞が産生する M 蛋白の腎臓への沈着により腎障害を合併する
検 査	X 線検査では，頭蓋骨などに抜き打ち像（円形の穴）が認められる

6. その他 ■■■■■

□骨パジェット病（変形性骨炎）の概念・部位・合併について以下に示す.

概 念	局所的に骨吸収と骨形成が異常に亢進し, 骨の変形をきたす疾患である
部 位	骨盤や椎体, 頭蓋骨, 大腿骨, 脛骨などに好発する
合 併	まれに骨肉腫などの悪性骨腫瘍や軟部腫瘍が発生することがある

G. 一般外傷・障害

1. 脊椎・脊髄 ■■■■■

□腰椎椎間板ヘルニアの頻度・症状・検査および高位診断について以下に示す.

頻 度	椎間板ヘルニアの中で最も多く, L4/L5 間や L5/S1 間に好発する
症 状	局所症状として, 腰痛や腰部の可動域制限がみられる. また, 神経根症状として, 一側下肢の放散痛, 感覚障害, 筋力低下がみられ, 馬尾神経の障害により会陰部のしびれ, 灼熱感, 膀胱直腸障害を生じる
検 査	L3/4 腰椎椎間板ヘルニアでは, 大腿神経伸展テスト（FNST）が陽性となる. また, L4/L5 および L5/S1 腰椎椎間板ヘルニアでは, 下肢伸展挙上テスト（SLRT）やラセーグ徴候が陽性となる

高 位	筋力低下（運動障害）	感覚障害	反射低下・消失
L3〜4	大腿四頭筋（膝関節の伸展）	下腿・足部内側	膝蓋腱反射
L4〜5	前脛骨筋（足関節の背屈）, 長母趾伸筋（足趾の伸展）	下腿外側〜足背	なし
L5〜S1	下腿三頭筋（足関節の底屈）, 長母趾屈筋（母趾の屈曲）, 長趾屈筋（足趾の屈曲）	足部外側	アキレス腱反射

□頸椎症性神経根症の概念・頻度について以下に示す.

概 念	変形性頸椎症で変形した椎間板や骨棘が神経根を圧迫して, 一側上肢の筋力低下や筋萎縮, 一側上肢・手指のしびれ, 萎縮筋の線維束性攣縮などをきたす疾患である
頻 度	50〜60 代の男性に好発する

第 9 章 整形外科学―各論

2. 上肢帯・上肢

□腱板断裂の部位・分類・症状・検査について以下に示す.

部　位	棘上筋腱に最も多い
分　類	断裂の程度により完全断裂と不完全断裂に分けられる
症　状	五十肩とは異なり,肩関節の可動域制限や拘縮は軽度で,他動運動は可能なことが多い
検　査	X線検査では,肩峰骨頭間距離(AHI)の短縮や骨棘などが認められる

□石灰沈着性腱板炎の概念・頻度・症状について以下に示す.

概　念	肩腱板内に石灰(リン酸カルシウム)が沈着することで急性炎症をきたす疾患である
頻　度	40〜50代の女性に好発する
症　状	夜間に突然生じる肩の激痛で発症することが多い

□胸郭出口症候群の概念・頻度・症状について以下に示す.

概　念	胸郭出口部で腕神経叢や鎖骨下動脈が牽引または圧迫され,それにより上肢の感覚障害や運動麻痺をきたす疾患である
頻　度	牽引型の胸郭出口症候群は,首が長く,なで肩の20〜30代の女性に多い
症　状	上肢の疼痛やしびれ,肩こり,握力の低下などがみられる

□正中神経麻痺の概念・疾患について以下に示す.

概　念	正中神経が外傷や絞扼,圧迫などで傷害されて生じる
疾　患	代表的な疾患として,手根管症候群(正中神経低位麻痺),前骨間神経麻痺,回内筋症候群(正中神経行高位麻痺)がある

□手根管症候群の症状について以下に示す.

症　状	正中神経は,短母指外転筋,母指対立筋,短母指屈筋の一部を支配するため,母指球筋が萎縮し,母指対立運動障害がみられる
検　査	ファーレンテストでは陽性となる

□前骨間神経麻痺の症状について以下に示す.

症 状	長母指屈筋や示指の深指屈筋が障害されるため, tear drop sign がみられる. なお, 感覚障害はみられない (前骨間神経は純粋な運動枝であるため)

□尺骨神経麻痺の分類・病態・検査について以下に示す.

分 類	肘部管症候群 (高位麻痺) とギヨン管症候群 (低位麻痺) がある
病 態	肘部管症候群では, 環指・小指の深指屈筋や尺側手根屈筋が障害されるが, ギヨン管症候群では障害されない. また, 環指尺側と小指にしびれなどの感覚障害がみられるが, ギヨン管症候群では手掌側のみにみられる
検 査	母指内転筋の筋力低下によりフローマン徴候が陽性となる

□橈骨神経麻痺の分類・原因・症状について以下に示す.

分 類	後骨間神経麻痺 (低位麻痺) と橈骨神経麻痺 (高位麻痺) がある
原 因	上腕の圧迫や上腕骨骨折などによるものである
症 状	高位麻痺では下垂手 [手関節背屈 (伸展) 障害と手指 MP 関節の伸展障害による] がみられ, 低位麻痺では下垂指がみられる

□コンパートメント症候群 (区画症候群) の概念・部位・病型・症状・検査について以下に示す.

概 念	四肢の筋区画 (コンパートメント) の内圧上昇による循環不全によって, 神経や筋に壊死をきたす疾患である
部 位	前腕や下腿に好発する
病 型	【急性区画症候群】 外傷や外固定による圧迫が原因で, 急激に発症する 【慢性区画症候群】 激しい運動が原因となる
症 状	急性区画症候群では, 末梢の阻血徴候の 5 P に加え, 患肢の他動的伸展による疼痛増強がみられる
検 査	筋区画内圧測定では, 筋区画内圧が 30〜40 mmHg 以上, または拡張期血圧との差が 20〜30 mmHg 以内となる

□フォルクマン拘縮の概念・症状について以下に示す.

概　念	上腕骨顆上骨折などで上腕動脈が損傷し, 血行障害や前腕の区画症候群 (コンパートメント症候群) に伴い生じる不可逆性の阻血性拘縮である
症　状	示指・小指の MP 関節伸展, 手関節掌屈, IP 関節屈曲, 母指内転がみられる. また, 末梢の阻血徴候〔5 P：蒼白 (Pallor), 脈拍喪失 (Pulselessness), 疼痛 (Pain), 運動麻痺 (Paralysis), 感覚障害 (Paresthesia)〕がみられる

□マレット変形 (槌指) の概念・症状について以下に示す.

概　念	突き指により DIP 関節が屈曲変形する疾患である
症　状	DIP 関節の自動伸展が不能になる

3. 下肢帯・下肢　■■■■■

□大腿骨頭すべり症の概念・頻度・症状・検査について以下に示す.

概　念	大腿骨の近位骨端端が骨端線 (成長軟骨板) で離開し, 骨端が後方に転位する疾患である
頻　度	思春期の肥満型の男子に好発する
症　状	股関節痛, 跛行, 股関節の外旋位, ドレーマン徴候の陽性がみられる
検　査	X 線検査では, トレソーワン徴候 (大腿骨頸部外側の延長線が骨端と交わらない), 後方傾斜角 (PTA) の増大が認められる

□大腿骨頭壊死症の概念・原因・症状について以下に示す.

概　念	大腿骨頭の血流低下により, 大腿骨頭の骨壊死が生じる疾患である
原　因	男性ではアルコールの過飲, 女性ではステロイドの投与歴が多い
症　状	突然の股関節痛を発症し, 疼痛は 2～3 週間で軽快することが多い

□膝靱帯損傷の頻度・症状について以下に示す.

分 類	主に, 前十字靱帯損傷, 後十字靱帯損傷, 内側側副靱帯損傷, 外側側副靱帯損傷がある
頻 度	最も頻度が高いのは, 内側側副靱帯損傷である
症 状	前十字靱帯損傷では, 数時間以内に著しい関節血症を生じ, 関節穿刺により確認される. なお, 関節血症とは関節腔内への出血が生じて, 血液が貯留した状態をいう

□足関節靱帯損傷（足関節捻挫）の頻度・検査について以下に示す.

頻 度	多くは外側靱帯損傷である
検 査	足関節外側靱帯損傷の不安定性を評価するテストとして, 前方引き出しテストがあり, 前距腓靱帯の完全断裂で陽性となる

□アキレス腱断裂の原因・症状について以下に示す.

原 因	下腿三頭筋の遠心性収縮により, アキレス腱が急激に伸長した時に生じる
頻 度	30〜40代のスポーツ活動中に多い
症 状	受傷直後は歩行困難だが, しばらくするとベタ足での歩行が可能となることが多い. 足の底屈（屈曲）は可能だが, つま先立ちは不能となる

□アキレス腱周囲炎の原因・症状について以下に示す.

原 因	スポーツ障害, オーバーユース, 加齢変性などで生じる
症 状	アキレス腱付着部の 2〜6 cm 上に疼痛や圧痛, 腫脹がみられる

H. 骨端症 —————————— □□□□□

□骨端症の概念・部位について以下に示す.

概 念	成長期の骨端にある成長軟骨の血行障害により, 骨壊死が生じる疾患の総称である
部 位	長管骨や短骨, 骨突起に発生する

□ キーンベック病の概念・頻度・症状・検査について以下に示す.

概　念	手関節にある月状骨の血行障害により，骨壊死が生じる疾患である
頻　度	手をよく使う職業の人や青壮年の男性に好発する
症　状	手関節の疼痛や握力低下，運動制限などがみられる
検　査	画像検査によるステージ分類として，リキトマン分類が用いられる

□ ペルテス病の概念・頻度・症状・経過について以下に示す.

概　念	大腿骨頭に阻血性壊死を生じる疾患である
頻　度	男児に多く発生する
症　状	股関節痛，跛行，股関節の可動域制限がみられ，多くは片側性に発症する．なお，大腿部痛や膝関節痛を生じる場合もある．
経　過	形態異常を伴って修復された場合，将来的に変形性股関節症を生じる可能性がある

□ オスグッド・シュラッター病の概念・病態・症状について以下に示す.

概　念	膝関節伸展時に大腿四頭筋の収縮が膝蓋腱を介して脛骨粗面を牽引し，これを繰り返すことで脛骨粗面が剥離する骨端症である
頻　度	10〜15 歳の男子にスポーツ障害として発生する
症　状	膝の前下部の運動時痛，圧痛，腫脹などがみられる

□ フライバーグ病（第 2 ケーラー病）の概念・頻度・症状について以下に示す.

概　念	中足骨骨頭に生じる骨端症である
頻　度	10〜18 歳の女性に好発する
部　位	第 2・3 中足骨の骨頭背側に好発する
症　状	歩行時に MTP 関節部の疼痛がみられる

□セーバー病の概念・原因・頻度・症状について以下に示す.

概 念	踵骨の骨端部に生じる骨端症である
原 因	繰り返しアキレス腱に牽引力がかかることで発症する
頻 度	10歳前後の男児に好発する
症 状	踵の腫脹, 圧痛, 歩行時痛などがみられる

□ケーラー病(第1ケーラー病)の概念・頻度・症状について以下に示す.

概 念	足の舟状骨に生じる骨端症である
頻 度	3〜7歳の男児に好発する
症 状	足背内側の疼痛・圧痛, 軽度の跛行がみられる

□ブラント病の概念・病型・症状について以下に示す.

概 念	脛骨近位内側に生じる骨端症である
病 型	【幼児型】 1〜3歳で発症する 【若年型(思春期型)】 6〜8歳以降で発症する
症 状	脛骨近位内側の骨端線の成長障害により, 内反膝(O脚)がみられる

第10章
リハビリテーション医学

A．リハビリテーション概論

1．リハビリテーションの理念 ■■■■■

【語　源】

□リハビリテーション（Rehabilitation）とは「再び」を意味するRe-と，ラテン語の「適合させる」を意味するhabilitareを組み合わせてできた言葉である．

【成立過程】

□第二次世界大戦ごろに，リハビリテーションという言葉が医学領域で使用されるようになった．

□リハビリテーションは，「障害を受けた者を，彼のなしうる最大の身体的，精神的，社会的，職業的，経済的な能力を有するまでに回復させることである」と定義されている（全米リハビリテーション評議会，1941年）．

【リハビリテーション】

□リハビリテーションは，機能障害の軽減や社会復帰，経済的自立，日常生活動作の自立などを目的に行う．なお，リハビリテーションは疾病の治癒を目的とするものではない．

□リハビリテーション医学の流れは，まず患者に対して医者が診断し，各セラピストにリハビリテーションのオーダーを出す．その後，各専門職がそれぞれ機能評価を行い，目標と治療方針を決めたうえで，治療を開始する．これらは定期的に行われるカンファレンスによって，途中で修正・変更される場合もある．

□自立生活とは，自分で納得できる選択に基づいて，自らの生活をコントロールすることで，一定の範囲での社会的役割を果たすこと，自分で意思決定すること，他人への心理的あるいは身体的依存を最小ならしめるように決意することなどを意味する．

【リハビリテーションの分類】

□リハビリテーションは，医学的，教育的，職業的，社会的リハビリテーションの4つの分野に分類される．

□医学的リハビリテーションは，疾患の治療や身体機能の改善を図り，ADL（日常生活動作）の自立などを目的に行うものである.

□教育的リハビリテーションは，「障害児に対する特別支援教育」などがあげられる.

□職業的リハビリテーションは，訓練などによって職業能力を向上させ，就業の斡旋などを行うものである.

□社会的リハビリテーションは，実生活に沿った訓練などによって社会生活能力の向上を目的するものである.

□医学的リハビリテーションは，時期により急性期，回復期，生活期・維持期の3段階に分類される. なお，予防期と終末期を加えて5段階にされることもある.

□急性期リハビリテーションの主な目的は，早期離床，合併症予防，廃用予防などである.

□回復期リハビリテーションの主な目的は，機能回復，ADL向上などである.

□生活期・維持期リハビリテーションの主な目的は，急性期・回復期リハビリテーションにより獲得された機能やADLの維持，QOLの向上などである.

【ノーマライゼーション】

□障害のある人とない人が，平等に生活する社会を実現させる理念をノーマライゼーションという.

□障害のある人が，社会生活をしていくうえで障壁（バリア）となるものを除去することをバリアフリー化という.

□バリアフリー化の例として，点字ブロック，手すり，スロープ，メロディ信号機などがあげられる.

□バリアフリーに対し，あらかじめ障害の有無，年齢，性別，人種などにかかわらず，多様な人々が利用しやすいように生活環境をデザインしたものをユニバーサルデザインという.

2. リハビリテーションの対象と障害者の実態 ■ ■ ■ ■ ■

□リハビリテーションの対象となる障害には，精神障害，知的障害，身体障害がある.

□身体障害の範囲を表1に示す.

表1　身体障害の範囲

身体障害の範囲

①視覚障害，②聴覚障害・平衡感覚障害，③音声・言語機能または咀嚼機能の障害，④肢体不自由，⑤心臓・腎臓・呼吸器の障害，⑥膀胱または直腸の障害，⑦小腸機能障害，⑧ヒト免疫不全ウイルスによる免疫機能障害，⑨肝臓機能障害，⑩⑤～⑨を総称した内部障害

□身体障害の範囲は，「身体障害者福祉法」に定められ，程度によって身体障害者手帳が交付される．

□身体障害者手帳の交付は，都道府県知事が行う．

□身体障害の中で最も多いのは，肢体不自由であり，約50%を占める．

3.　障害の階層とアプローチ　■■■■■

【国際障害分類（ICIDH-1）と国際生活機能分類（ICF）】

□世界保健機関（WHO）は，1980年に国際障害分類（ICIDH-1）を開発したが，医学モデル志向が強すぎるなどの批判が多く，2001年に国際生活機能分類（ICF）を開発した．

□ICFとは，WHOによって開発された，人間の生活機能と障害についての分類法である．

□ICFには「生活機能と障害」および「背景因子」という2つの部門があり，前者は心身機能・身体構造，活動，参加の構成要素からなり，後者は環境因子，個人因子からなる．これら構成要素は，相互に関係している．

□ICFでは，生活機能に影響を与える因子として個人因子と環境因子から構成される背景因子という考え方が取り入れられている．

□ICFの構成要素間の因果関係は，両方向性である．

【国際障害分類（ICIDH-1）と国際生活機能分類（ICF）の違い】

□従来の障害者のみを対象とするICIDH-1と異なり，ICFはすべての人々を対象とする．

□ICIDH-1は障害というマイナス面のみを捉えて分類しているが，ICFは障害のマイナス面とプラス面の両面から評価する分類である．

【WHODAS2.0 (The World Health Organization Disability Assessment Schedule)】

□WHODAS2.0 は，WHO が開発した健康と障害について文化的影響を除いて測定する標準ツールである．

□WHODAS2.0 は，生活の 6 つの領域における生活機能のレベルを把握する（表2）．

表2 WHODAS2.0（生活の 6 つの領域）

第1領域	第2領域	第3領域	第4領域	第5領域	第6領域
認知	可動性	セルフケア	人との交わり	生活	参加

□WHODAS2.0 は，ICF の「活動と参加」の構成要素に密接に関係づけられている．

B. リハビリテーション医学の評価と診断

1. 関節可動域測定

□関節可動域測定は，原則として他動運動による測定値を用い，基本肢位を 0°として 5°刻みで記録する．

□測定に使用する器具をゴニオメーターという．

□ゴニオメーターを合わせる 2 つの軸は，基本軸と移動軸である．

2. 小児運動発達の評価

□乳幼児期は，神経系が未発達であるため年長児にはみられない各種の反射がみられるが，神経系の発達が進むと各種の反射が消失し，随意的支配へと移行する．なお，正常な消失時期を経過しても各種反射が消失しない時は，神経系の異常が疑われる．

□原始反射は，新生児期にみられ，月齢が進み神経系が発達すると消失する反射のことで，モロー反射，ガラント反射，ランドウ反射などがある．

□多くの原始反射は，生後 6 カ月ごろまでには統合されて消失する．

□運動発達には，「頭部から尾部へと発達」「中枢から末梢へと発達」「粗大運動から微細運動へと発達」の 3 つの発達原則がある．

□粗大運動の発達を**表3**に示す.

表3　粗大運動の発達

年　齢	粗大運動
4カ月	首がすわる
5カ月	寝返り
1歳1カ月	一人で上手に立つ
1歳2カ月	数m歩く
1歳6カ月	上手に歩く，階段を上る
2歳	走る
3歳	2秒程度の片足立ち
5歳	スキップ

3.　ADLの評価　■■■■■■

□ADL（日常生活動作）とは，日常生活上の基本的動作のことで，起居動作，移動動作，食事動作，更衣動作，排泄動作，入浴動作，整容動作などが，これにあたる.

□APDL（生活関連動作）は，ADLよりも広く応用的な活動であり，調理，掃除，洗濯，買い物，交通機関の利用，電話の使用などが，これにあたる.

□ADL評価は，主に機能的自立度評価表（FIM）とバーセル指数（BI）の2種類がある.

□FIMは，運動項目（13項目）と認知項目（5項目）に分けられており，各項目を評価（各項目1〜7点で評価）した後に，合計126点満点中で何点かを記録する. なお，最低点は18点である.

□FIMの認知項目には，「コミュニケーション（理解，表出）」「社会的認知（社会的交流，問題解決，記憶）」がある.

□BIは，脳卒中を中心に用いられており，10項目で合計100点満点である.

□BIの項目には，食事，椅子ベッド移乗，整容，トイレ動作，入浴，平地歩行（車いす椅子），階段昇降，更衣，排便，排尿がある（**表4**）.

表4 バーセル指数（BI）

項　目	自　立	部分介助		介　助
食　事	10	5		0
椅子ベッド移乗	15	10（最小介助または監視）		0
		5（座れるが移れない）		
整　容	5	0		0
トイレ動作	10	5		0
入　浴	5	0		0
平地歩行（車いす）	15	10		0
		5（歩けないが車いす操作可能）		
階段昇降	10	5		0
更　衣	10	5		0
排　便	10	5		0
排　尿	10	5		0

4. 心理的評価

□リハビリテーション領域において利用される心理検査は，人格検査や知能検査に大きく分けられる．

□人格検査には，質問用紙法である「Minnesota Multiphasic Personality Inventory（MMPI）」「Cornell Medical Index（CMI）」「矢田部・ギルフォード性格検査（YG 性格検査）」，投影法である「ロールシャッハテスト」，作業検査である「内田クレペリン精神検査」などがある．

□知能検査として，ウェクスラー成人知能検査Ⅳ（WAIS-Ⅳ）があげられる．

□WAIS-Ⅳは，「言語理解」「知覚推理」「ワーキングメモリー」「処理速度」の4つの指標と，これらを合わせた総合的な指標である全検査 IQ で評価する．

□心因性疼痛に対する心理的評価は，「疼痛などに対する心理的因子の関与の有無」や「適切な治療アプローチの決定」を目的とする．なお，「器質的疼痛であるか機能的疼痛であるかの鑑別」「詐病の診断」「問題患者の選別」を目的に心理的評価を用いるのは不適切とされている．

5. 認知症の評価 ■■■■■

□ 軽度認知障害（MCI）は，本人または家族から記憶障害の訴えがあるが，日常生活動作は正常であり，認知症と区別できる状態を指す概念である．

□ 軽度認知障害の半数近くが，5年後には進行し，認知症になる可能性が高いといわれ，早期発見が重要である．

□ 認知症とは，一度正常に発達した脳の認知機能（知的機能）が，後天的な脳の器質障害によって持続性に低下し，日常生活や社会生活に支障をきたす状態を意味する．

□ 認知症の症状は，中核症状と周辺症状（行動・心理症状）に大きく分けられる（表5）．

表5　認知症の症状

中核症状（脳障害による直接生じる症状）	記憶障害，見当識障害，理解・判断力の障害，遂行障害など
行動・心理症状（周辺症状；中核症状によって生じる二次的な症状）	不安，焦燥，うつ状態，幻覚，妄想，徘徊，興奮，暴力，不潔行為など

6. 電気生理学的検査 ■■■■■

□ 電気生理学的検査は，非侵襲的な検査であり，神経伝導検査，針筋電図，脳波などがある．

□ 神経伝導検査は，末梢神経を伝わる活動電位の速度を測定する検査であり，末梢神経の変性や脱髄などの病変の判定を目的に行う．

□ 針筋電図は，針電極を筋肉内に刺入し，筋線維膜に発生する活動電位を記録することで，筋力低下の原因となる障害部位や病態を評価する検査法である．

□ 針筋電図によって，神経原性疾患と筋原性疾患の鑑別ができる．

□ 脳波により，脳の機能異常を知ることができ，てんかんや認知症，意識状態の程度などを評価できる．

7. 画像診断

□ コンピューター断層撮影（CT）検査において，脳梗塞病巣は黒く（低吸収域）表現され，脳出血病巣は白く（高吸収域）表現される．

□ 脳梗塞では，発症 12〜24 時間後に低吸収域（黒）として出現することが多く，早期診断は MRI 検査が優れる．

8. 運動失調

□ 明らかな麻痺を認めないが，協調運動障害と平衡（バランス）障害を呈する状態を運動失調という．

□ 運動失調は障害部位によって，小脳性運動失調，深部感覚障害性運動失調，前庭性運動失調，大脳性運動失調に分けられる．

□ 小脳性運動失調では，歩行障害（酩酊歩行），言語障害（断続性言語），四肢・体幹の協調運動障害，反復拮抗運動障害，測定障害（距離感をつかめない現象），筋トーヌスの低下などがみられ，ロンベルグ徴候は陰性である．

□ 開眼時は起立できるが，閉眼すると倒れる場合をロンベルグ徴候陽性という．

□ 小脳失調の測定異常を調べる検査として，指鼻試験や踵膝試験などがあげられる．

□ 深部感覚障害性運動失調では，歩行障害（踵打ち歩行）がみられ，ロンベルグ徴候は陽性である．

□ 前庭性運動失調（迷路性運動失調ともいう）は，メニエール病や前庭炎，腫瘍などでみられる．

□ 前庭性運動失調では，起立時や歩行時に平衡障害を認めるが，四肢の随意運動や深部感覚には異常を認めない．

□ 前庭性運動失調では，歩行は千鳥足歩行，ロンベルグ徴候陽性となり，必ず眼振を伴う．

C．リハビリテーション医学の基礎

1．障害学 ■■■■■

【障害の評価】

□リハビリテーション医学では，診断や評価に基づいて問題点を発見・分析し，治療計画を立てる．

□リハビリテーション医学における治療計画にはゴール設定が必要となる．

□リハビリテーション医学の流れは，まず医師が診断および各職種の角度から評価し，目標と治療方針を決める．

□リハビリテーション医学の目標と治療方針は，繰り返し開かれる評価会議によって修正されることもある．

□リハビリテーション医学における障害評価の目的として，障害原因の検討，障害程度の判定，ゴール設定，治療方法の決定，治療効果の判定などがあげられる．

【関節拘縮】

□関節拘縮とは，関節包，靭帯，筋肉，皮膚などの関節周囲の軟部組織の器質的変化によって，関節可動域が制限されたものである．

□拘縮予防には，他動的な関節可動域の訓練あるいは伸張運動が必要である．

□屈曲拘縮とは伸展が制限された状態であり，逆に伸展拘縮とは屈曲が制限された状態である．

□拘縮は可逆性であるが，回復には時間を要する．

□関節強直とは，関節を構成する骨や軟骨に原因があり，関節可動域が制限されたものである．

【関節の変形】

□関節の形成に関わる骨や軟部組織の障害によって生じる関節の形態異常を関節の変形という．

□関節の変形は，原因によって皮膚性変形，結合組織性変形，筋性変形，神経性変形，骨性変形などに分けられる．

【筋萎縮】

□筋萎縮は，筋肉が量的に減少したもので，神経原性筋萎縮，筋原性筋萎縮，廃用性筋萎縮に分けられる．

□神経原性筋萎縮は，下位運動ニューロン障害などが原因で起こり，脱

神経萎縮とも呼ばれる.
□筋原性筋萎縮は, 進行性筋ジストロフィーなどでみられる.
□筋の廃用（不動）による筋萎縮を廃用性筋萎縮という.
□筋力は, その最大筋力の 20〜30%を使うことで維持が可能である.

【神経麻痺】
□運動神経麻痺は, 上位運動ニューロン麻痺と下位運動ニューロン麻痺
に分けられる.
□上位運動ニューロン麻痺では, 筋緊張の亢進, 腱反射の亢進がみら
れ, 筋萎縮は軽微である.
□下位運動ニューロン麻痺では, 筋緊張の低下, 腱反射の低下・消失が
みられ, 筋萎縮が強い.

【痙　縮】
□痙縮は, すばやい他動運動に対して抵抗感を示し, 運動初期は抵抗が
強いが, その後に抵抗が急激に弱くなる現象（折りたたみナイフ現
象）である. なお, 痙縮は錐体路症状であり, 固縮は錐体外路症状
である.
□痙縮の評価として, modified Ashworth スケールがある（表6）.

表6　modified Ashworth Scale（MAS）

判　定	内　容
0	筋緊張の増加なし
1	軽度の筋緊張の増加あり. 患部を屈曲または伸展運動をさせると, 引っかかりとその消失, あるいは可動域の終わりに若干の抵抗がある
1+	軽度の筋緊張の増加あり. 引っかかりが明らかで, 可動域の1/2以下の範囲で若干の抵抗がある
2	はっきりとした筋緊張の増加が, ほぼ全可動域で認められ, 患部は容易に動かすことができる
3	かなりの筋緊張の増加があり, 他動運動は困難である
4	患部は固まっていて, 屈曲あるいは伸展できない

【摂食嚥下障害】
□脳卒中などで嚥下障害がある場合は, 食塊は健側咽頭を通過させた
後, 頸部を前屈させて嚥下させる.

第10章　リハビリテーション医学

□嚥下障害がある場合は，食事に<u>とろみ</u>をつけると嚥下しやすくなる．

□嚥下障害がある場合，嚥下しやすい食物として<u>プリン</u>や<u>ゼリー</u>があげられる．

□嚥下障害がある場合，<u>こんにゃく</u>や<u>寒天</u>，<u>餅</u>は誤嚥しやすい．

□誤嚥性肺炎は，<u>みそ汁肺炎</u>とも呼ばれる．

□食前の<u>口腔</u>運動や食後の<u>歯磨き</u>は，誤嚥性肺炎の予防となる．

【高次脳機能障害】

□高次脳機能障害とは，<u>脳血管障害</u>や外傷による<u>脳</u>損傷によって生じ，<u>言語</u>や<u>記憶</u>，<u>注意</u>，<u>情緒</u>などの認知機能の障害を指す．

□失語症は，<u>発語の流暢性</u>，<u>言語理解力</u>，<u>復唱能力</u>などから分類される．

□ブローカ失語（皮質性運動性失語）では，発語が<u>非流暢</u>となり復唱が障害されるが，言語理解は相対的に<u>良好</u>である．

□ウェルニッケ失語（皮質性感覚性失語）では，発語は<u>流暢</u>であるが，<u>錯語</u>が多く，<u>言語理解</u>が障害され，話のつじつまが合わなくなる．

□失認とは，<u>感覚器</u>に障害がないにもかかわらず，対象を<u>認識</u>できなくなる障害である．

□失認には，<u>身体図式の認知障害</u>，<u>視覚失認</u>，<u>聴覚失認</u>，<u>触覚失認</u>などがある．

□身体図式の認知障害には，<u>身体失認</u>，<u>視空間失認</u>（半側空間無視），<u>病態失認</u>（病識欠如），<u>左右失認</u>，<u>手指失認</u>などがある．

□失行とは，<u>運動麻痺</u>や<u>知覚麻痺</u>がないにもかかわらず，<u>目的</u>にあった動作の遂行が困難な障害である．

□失行には，道具の使い方がわからない<u>観念失行</u>や，衣服の着脱方法がわからない<u>着衣</u>失行などがある．

□脳外傷では，<u>前頭葉</u>や<u>側頭葉</u>底部が損傷されることが多く，<u>情動の障害</u>，<u>認知障害</u>（記憶，注意，遂行機能など），<u>人格</u>や<u>行動</u>の異常などの高次脳機能障害が生じやすい．

2. 治療学　■ ■ ■ ■ ■

【障害の受容】

□障害や病気などによって，健全な身体や社会的役割の「<u>喪失体験</u>」をすることになり，これを回避するために心理的な<u>防衛機構</u>が働く．

□心理的な防衛機構には，抑制，否認，反動形成，置換，退行，知性化，行動化，躁的防衛，分裂，昇華がある．

□病気によってえられる，さまざまな心理的・社会的な利益を「疾病利得」という．

□疾病利得は，無意識につくられ障害受容の妨げとなる．

□さまざまな喪失（愛情や身体の一部など）が，時間とともに心が整理されていく過程を「悲哀の仕事」という．

□ピアとは「仲間」や「対等な立場の人」という意味であり，障害をもつ者同士が対等な立場で話を聞き合うカウンセリングを「ピア・カウンセリング」という．

【廃用症候群】

□長期の安静臥床や疾患によって身体を動かせない場合に，筋骨格系や呼吸器系，循環器系，精神神経系などに機能低下が生じた状態を廃用症候群という．

□廃用症候群では，筋萎縮や関節拘縮，褥瘡などがみられる．

【関節拘縮】

□関節拘縮は，関節包，靱帯，筋肉，皮膚などの関節周囲の軟部組織が原因で，関節可動域の制限があるものを指す．

□関節拘縮は，回復が困難なため予防が重要である．

□関節拘縮の予防として，他動的関節可動域訓練，伸張運動（ストレッチング），機能的肢位保持，体位変換などが行われる．

□伸張運動の禁忌として，急性炎症，新鮮骨折，痛みが強い場合，皮下出血，拘縮が運動機能にプラスに作用している場合，骨性強直などがあげられる．

□関節強直は，原因が関節の構成体である骨や軟骨にあり，関節可動域制限があるものを指す．

【リンパ浮腫】

□臓器周囲のリンパ節郭清（乳癌の腋窩リンパ節郭清など）により，リンパ還流が障害され，リンパ浮腫が生じる．

□標準的な治療として，複合的理学療法と日常生活指導が行われる．

□複合的理学療法とは，リンパ浮腫に対する保存的療法であり，スキンケア，弾性着衣による圧迫療法，用手的リンパドレナージ，圧迫下での運動療法からなる．

【筋力強化（筋力増強訓練）】

□筋力増強訓練は，筋力維持や筋力低下の改善を目的とする．

□筋力強化には，運動単位の動員能力の増加と筋線維を太くする筋肥大の要素が関わる．

□筋収縮力増強を目的にする場合は，高強度で低頻度の運動負荷を加える．

□筋持久力増強を目的にする場合は，低強度で高頻度の運動負荷を加える．

【筋収縮の種類と運動効果】

□等尺性運動では，筋の長さに変化がなく関節運動を伴わないため，運動の効果は主に一定の角度においてみられる．なお，訓練を行う角度以外での運動の効果に難点がある．

□等尺性運動は，疼痛がある場合や術後早期，ギプス固定中などに適応する．

□上肢の等尺性運動は，血圧が上昇しやすいため，高血圧患者などでは注意が必要である．

□等張性運動では，一定の筋張力で関節運動を伴うため，各角度において運動の効果がみられる．

□等張性運動では，一般に Delome（デローム）の漸増抵抗運動が利用される．

□Delome の漸増抵抗運動は，10 回反復運動ができる最大負荷を測定後，最大負荷の 1/2, 3/4, 1/1 の負荷で各 10 回，運動を行う方法である．

□等張性運動は，疼痛が強い場合やギプス固定中には適応しない．

□等運動性運動は，関節を一定の運動速度で筋収縮させるもので，特別な装置（等運動負荷装置）が必要であり，臨床研究などで有用である．

□等張性筋収縮と等運動性筋収縮には，さらに求心性筋収縮（筋が短縮する）と遠心性筋収縮（筋が伸長する）がある．

□求心性筋収縮と遠心性筋収縮を組み合わせることで，効果的な運動効果が得られる．

【徒手筋力テスト（MMT）と筋力強化】

□徒手筋力テスト（MMT）は，瞬発力，最大筋力，持久力のうち最大筋力を評価するものである．

□MMT 評価の記録は, 0〜5 の 6 段階である (**表 7**).

表 7　徒手筋力テスト (MMT)

筋力 (MMT)	機能段階
0 (Zero)	筋収縮なし
1 (Trace)	筋収縮はあるが, 関節運動はなし
2 (Poor)	抗重力肢位において, 全可動域の運動が可能
3 (Fair)	抵抗を加えなければ, 重力肢位にて全可動域の運動が可能
4 (Good)	抵抗を加えても, 全可動域の運動が可能
5 (Normal)	強い抵抗を加えても, 全可動域の運動が可能

□MMT における筋力「0」に対しては, 他動的伸展, 筋機能の再教育, 低周波刺激などを行う.

□MMT における筋力「1」に対しては, 介助自動運動, 筋電図フィードバックなどを行う.

□MMT における筋力「2」に対しては, 介助自動運動などを行う.

□MMT における筋力「3」に対しては, 自動運動などを行う.

□MMT における筋力「4」「5」に対しては, 抵抗自動運動などを行う.

□筋を随意的に収縮させて関節を動かす運動が, 自動運動である.

□筋の随意的な収縮に加えて, 外力による介助により関節を動かす運動が介助自動運動である.

□筋の随意的な収縮がなく, 外力のみで関節を動かす運動が他動運動である.

【中枢性麻痺と痙縮】

□上位運動ニューロンの障害に対する評価法として, Brunnstrom Recovery Stage が利用される (**表 8**).

【バイオフィードバック】

□筋活動電位や脈拍, 血圧などの生体情報を検出し, ヒトが感覚可能な音や光などに変換し, 患者に自覚させて機能改善に利用する方法をバイオフィードバックという.

□筋や関節などからの情報によるフィードバックを, 内受容器フィードバックという.

表8　Brunnstrom Recovery Stage

ステージ	上肢・手指・下肢
Stage Ⅰ	随意運動がまったく，筋肉は弛緩している状態
Stage Ⅱ	連合反応の出現，共同運動またはその要素の最初の出現（痙性発現）
Stage Ⅲ	共同運動またはその要素を随意的に起こしうる（痙性著明）
Stage Ⅳ	痙縮が減少し始め，基本的共同運動から逸脱した運動が出現
Stage Ⅴ	痙縮がさらに減少し，基本的共同運動から独立した運動がほぼ可能
Stage Ⅵ	分離運動が自由に可能で，協調運動はほぼ正常にできる．なお，痙縮は消失

□ 視覚や聴覚，触覚からの情報によるフィードバックを，外受容器フィードバックという．

□ 健常者の無意識で行われる巧緻運動は，内受容器フィードバックで制御されている．

□ 大脳皮質より手指筋までの神経路間で障害が生じた時は，内受容器フィードバックで制御されていた手指の運動を，外受容器フィードバックを用いて訓練する．

□ 筋電図バイオフィードバックは，表面筋電図を用い，筋収縮を知覚情報に変換して患者に示し，運動などの改善を図る方法である．

□ 筋電図バイオフィードバックは，麻痺筋の再教育，不随意運動の抑制，筋力の増強，協調運動の強化などを目的に利用される．

【歩行練習】

□ 歩行の評価は，特に高齢者の転倒予防や，ケガの治療経過を観察するのに，重要な評価である．

□ 客観的数値で記録できる歩行評価方法には，10 m の歩行速度と歩数を測定する 10 m 歩行，椅子から起立し 3 m 先の目標物で U ターンして再度着席するまでの時間を測定する Timed Up and Go test（TUG）などがある（図1）．

□ 歩行訓練は，歩行動作の獲得などを目的に行われ，状態に応じて補助具などの使用を検討する．

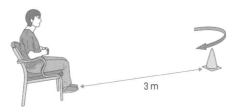

図1 Timed Up and Go test（TUG）

□歩行障害の原因は，運動器障害や神経疾患だけでなく，心肺臓器の機能障害によっても生じる.

【レクレーション治療】

□レクレーション治療とは，手芸や工作などの作業療法やスポーツなどをとおした理学療法によって機能障害の治療を行うことである.

□レクレーション治療は，リハビリテーションの動機づけや気分転換となる.

D. リハビリテーション医学の関連職種 ― □□□□□

□医学的リハビリテーションは，患者とその家族を囲むように医師，看護師，理学療法士，作業療法士，言語聴覚士が中心となって医療を提供する. なお，チーム医療という大きな枠組みでは，さらにソーシャルワーカーやケアマネジャー（介護支援専門員），介護福祉士，薬剤師，管理栄養士，放射線技師，臨床検査技師，歯科衛生士，職能訓練士，相談員，各事務職なども携わっている.

□医師は，医療行為（疾患の診断や治療），必要な処方や指示を関連職種に出し，リハビリテーションチームを統括する.

□リハビリテーション科専門医は，障害を医学的に診断・治療する.

□リハビリテーション科専門医は，リハビリテーション・プログラムの処方やリハビリテーション・カンファレンスを主催する場合がある.

□リハビリテーション・プログラムの処方においては，目標設定とリスク管理が重要となる.

□理学療法士は，医師の指示のもと，運動療法や物理療法を行い，患者の基本的動作能力の回復を図る.

□作業療法士は，医師の指示のもと，身体障害者や精神障害者に対して作業療法（手芸，工作，日常生活活動訓練）を行う.

□言語聴覚士は，医師・歯科医師の指示のもと，言語訓練や嚥下訓練などを行う.

□臨床心理士は，心理療法や精神科リハビリテーションに関わり，高次脳機能障害や障害に伴う情緒的問題に対応する. なお，法律に規定されていない職種である.

□医療ソーシャルワーカーは，社会保障や社会福祉制度の相談および調整を行い，経済的・心理的・社会的問題の解決に関わる. なお，法律に規定されていない職種である.

□義肢装具士は，医師の指示のもと，義肢および装具の製作や身体への適合を行う.

□ケアマネジャーは，ケアプランの作成などに関わる.

E. リハビリテーション治療技術

1. 理学療法

□理学療法は，運動や温熱などを用いた物理療法によって，基本的動作能力の回復を図る.

□理学療法は，中枢神経疾患，運動器系疾患，内部障害（心疾患，高血圧，糖尿病など），がん，介護予防（フレイルなどの予防）などを対象とする.

□理学療法は，運動療法と物理療法に大別される（表9）.

□関節可動域訓練は，関節可動域の維持や改善を目的とし，徒手や牽引を用いた他動関節可動域運動や，自身の筋力や体重を用いる自動関節可動域運動などが行われる.

表9　運動療法と物理療法

運動療法	関節可動域訓練，筋力増強訓練，持久力訓練，運動協調性訓練など
物理療法	温熱療法，寒冷療法，電気刺激療法，超音波療法，水治療法，牽引療法など

□関節可動域訓練においては, 20～30秒間の伸長を数回, 愛護的に行う.

□関節可動域訓練において, 伸長の前に拘縮部位などに対して温熱を加えると効果的である.

□物理療法の一般的禁忌には, 急性炎症, 外傷, 出血, 高度の血行障害, 急性心不全, 出血傾向, 止血異常, 感覚脱出, 意識障害, 瘢痕組織などがある.

□温熱療法には, ホットパックやパラフィン浴, 赤外線などの表面的なものと, 超短波, 極超音波, 超音波などの深部的なものがある.

□パラフィン浴は, 開放創には禁忌である.

□超短波や極超短波はペースメーカー, 体内金属, 眼球に禁忌で, 超音波は眼球に禁忌である.

□マッサージの効果には, 組織血流量の増加, リンパ流の増加, 疼痛緩和, 筋緊張の緩和, 骨癒合に寄与する血流の改善や骨折に合併する軟部組織損傷の回復などがある.

□マッサージは, 悪性腫瘍, 開放創, 深部静脈血栓, 感染組織には禁忌である.

2. 作業療法 ■■■■■

□作業療法は, 身体または精神に障害がある者に対し, さまざまな作業をとおして応用的動作能力や社会適応能力の回復を図る療法である.

□作業療法の対象として, 脳血管障害などの身体障害, 認知症などの老年期障害, 統合失調症などの精神障害, 学習障害や自閉症などの発達障害があげられる.

□片麻痺患者の食事動作訓練では, 利き手交換訓練も重要である.

□片麻痺患者の更衣動作訓練では, 患側上肢を最初に衣服の袖に通し, 次に健側上肢をとおして着衣するように訓練する.

3. 装 具 ■■■■■

□装具の目的は, 変形の防止, 変形の矯正, 局所の固定, 体重の支持・負荷, 機能の使用・補助などである.

【上肢装具】

□肩外転装具は, 腱板損傷や肩関節の骨折に適応される.

□ホーマン型装具は, 習慣性肩関節脱臼に適応される.

□橈骨神経麻痺で使用される上肢装具として，コックアップスプリント，トーマス型懸垂装具，オッペンハイマー型装具の3つがあげられる.

□対立装具は，母指を対立位とし，物をつかむ動作を補助する.

□対立装具には，手関節が固定されない「短対立装具」と手関節が固定される「長対立装具」がある.

□短対立装具は，正中神経麻痺（低位型）に使用される.

□長対立装具は，正中神経麻痺（高位型）や脳血管障害などに適応される.

□把持装具は，手関節の運動（背屈や掌屈）を利用し，つまみ動作を行う装具である.

□把持装具は，頸髄損傷などで，高度に手指筋力が低下したものなどに適応する.

□ナックルベンダーは，MP 関節伸展拘縮などに適応される.

□逆ナックルベンダーは，MP 関節屈曲拘縮などに適応される.

【下肢装具】

□短下肢装具は，足関節背屈力の低下した片麻痺や腓骨神経麻痺に使用される.

□短下肢装具は，3 点固定の力学的原則が用いられ，足部・足関節部，下肢近位部にストラップがある.

□痙性の軽度な片麻痺や弛緩性麻痺による下垂足には，足背屈の補助としてプラスチック製短下肢装具が普及している.

□長下肢装具は，大腿部から足底までを支持し，膝関節や足関節の運動を制御する.

□Patellar Tendon Bearing（PTB）式短下肢装具は，膝蓋靱帯で体重を支持して下腿以下の免荷を図るもので，整形外科手術後や足部変形，末梢神経障害に適応される.

【体幹装具】

□フィラデルフィア・カラーは，頸部の屈伸方向の制限に優れる.

□ハローベストは，体幹ベストと頭蓋骨が直達固定されたもので，頸椎骨折や脱臼の術前・術後に処方される.

□3 点固定過伸展装具「ジュエット型装具」は，胸椎圧迫骨折などに適応される.

4. 義　肢

□義肢は，四肢欠損部に装着する人工的な肢であり，上肢欠損に対して
　用いる「義手」と下肢欠損に対して用いる「義足」がある.
□義手は機能によって，装飾用義手，能動義手，電動義手に分類される.
□義手は切断部位によって，肩義手，上腕義手，前腕義手に分類される.
□義足は切断部位によって，股義足，大腿義足，下腿義足に分類される.

5. 歩行補助具

□歩行補助具は，杖，クラッチ，歩行器（車）に大別される.
□杖には，単脚杖（図2a），多脚杖（図2b），サイドケインなどがある.

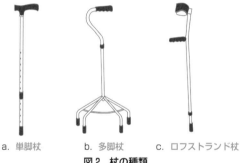

a. 単脚杖　　　b. 多脚杖　　　c. ロフストランド杖

図2　杖の種類

□杖のグリップの位置は，床面から茎状突起・大転子の高さに調整し，
　原則として患側下肢と反対の手で持ち，接地時に肘が 30° の屈曲とな
　る長さが最も効果的である（図3）.
□クラッチは，グリップと前腕などの複数点で支持する杖である. な
　お，杖は一点支持である.
□クラッチには，松葉杖やロフストランド杖などがある.
□ロフストランド杖は，前腕部に前腕支えがあり，握りで荷重支持する
　3点支持杖である（図2c）.

第10章　リハビリテーション医学

159

□歩行器は脚の先端部に車輪がなく，ゴムの滑り止めがついたものであり，歩行車は車輪のついたものである（**図4**）.

6．車いす ▪▪▪▪▪

□車いすには，自走式車いす，介助式車いす，電動車いすなどがある.

□自走式車いすは，自力で車いすを漕げる場合に使用し，大車輪が後方で後方駆動型である.

□介助式車いすは，自力で車いすを漕げない場合に使用し，後輪タイヤが小さく小回りが利く.

7．自助具 ▪▪▪▪▪

□障害を補うための道具や装置を自助具という.

□食事用自助具は，フォークやスプーンをホルダー式，差し込み式，指掛け式に改良して使用する.

□更衣用自助具では，ボタンエイド（**図5a**）やソックスエイド（**図5b**）が利用される.

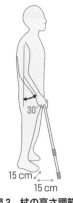

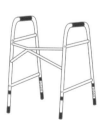

30°

15 cm
15 cm

図3　杖の高さ調節　　　　図4　歩行器（右）と歩行車（左）

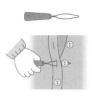 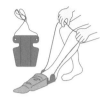

a. ボタンエイド　　　b. ソックスエイド

図5　更衣用自助具

F. リハビリテーションの実際

1. 脳卒中

□脳卒中（脳血管障害）には，脳出血，クモ膜下出血，脳梗塞などがある．

□脳卒中の運動障害には，運動麻痺，痙縮，失調などがある．

□脳卒中の急性期リハビリテーションは，できる限り早期からの介入が望ましい．また，良肢位を保持し，関節拘縮や褥瘡，沈下性肺炎を予防するため体位変換も必要である．

□脳卒中回復期の理学療法では，床上移動訓練や移動・移乗動作訓練，立ち上がりや歩行の訓練，装具を用いた訓練などが行われる．

□脳卒中回復期の作業療法では，ADL訓練や痙縮抑制と手指拘縮予防のために麻痺手へのスプリント装着を行う．

□訓練中の事故には，転倒による打撲や骨折があり，平衡反応障害や空間認知障害があると起こりやすい．

□脳卒中発症後6カ月までは集中的な訓練が必要であるが，その後も下肢筋力増強訓練や歩行を継続することで，麻痺の回復が期待される．

2. パーキンソン病

□パーキンソン病は，中脳黒質−線条体系におけるドーパミン代謝の低下によって発症する．

□パーキンソン病の4大徴候は，安静時振戦，筋固縮，無動，姿勢反射障害である．

第10章 リハビリテーション医学

□パーキンソン病でみられる非運動症状には，嗅覚障害，自律神経障害（便秘，起立性低血圧，排尿障害，夜間の頻尿），睡眠障害，認知障害，幻覚，うつ，不安，無気力などがある．

□パーキンソン病では，運動障害により日常生活が不活発となるため，関節可動域制限や筋力低下，呼吸機能低下などを合併しやすい．

□パーキンソン病の運動療法には，全身のリラクセーション，関節可動域訓練，起居動作などの基本動作訓練，歩行訓練，バランス訓練などがある．

G. 高齢者のリハビリテーション

1. 平均寿命と健康寿命　■■■■■■

□X才の人が，あと何年生きられるかを表した期待値が平均余命である．

□0歳児の平均余命が平均寿命であり，平均寿命は男81.41年，女87.45年（2019年）である．

□健康上の問題なく日常生活に制限のない期間を健康寿命といい，男72.68歳，女75.38歳（2019年）である．

2. フレイル　■■■■■

□加齢によって脆弱性が出現した状態がフレイルであり，身体的側面だけではなく，心理的側面や社会的側面においても脆弱となる．

【加齢と老化】
□高齢者の身体的特性として，予備力の低下，防衛力の低下（免疫機能の低下），適応力の低下，回復力の低下，症状に個人差が大きいなどがあげられる．

□高齢者の社会的特性として，孤独で閉じこもりがち，低所得，社会との交流の減少などがあげられる．

□高齢者の精神的特性として，意欲や判断力の低下，認知機能の低下，抑うつ傾向，新しい環境への適応力の低下などがあげられる．

【老年症候群】
□加齢に伴い高齢者に現れ，医師の診察などを必要とする症状・徴候の総称を老年症候群という．

【ロコモティブシンドローム（サルコペニアを含む）】

□骨や筋肉などの運動器障害により移動機能が低下した状態を，ロコモ
ティブシンドローム（運動器症候群）と呼ぶ．

□ロコモティブシンドロームでは，高齢者の ADL や QOL が低下し，
社会参加が制限される．

□加齢や疾患による筋力低下や，筋量減少による身体機能の低下をサル
コペニアという．

3. 要介護状態の予防 ▪▪▪▪▪

□高齢者の要介護状態への移行の予防においては，サルコペニアやロコ
モティブシンドローム，低栄養などへの身体へ対応や，社会交流を
多くするなどの社会面・心理面への対応が重要である．

4. 高齢者の自立支援 ▪▪▪▪▪

【ポジショニング】

□高齢者の介護などにおいて，静的姿勢の援助をポジショニングとい
い，クッションなどの使用によって安楽な姿勢を保持することである．

□ポジショニングによって，体位保持効果，筋緊張の緩和効果，体圧分
散効果（褥瘡の予防），動き出しの起点となる効果などが得られる．

【車いすシーティング】

□車いすシーティングとは，良好な座位姿勢の確保のためにクッション
などを利用して車いすを調整することである．

□車いすシーティングは，機能性の改善（QOL の改善）や廃用症候群
の防止・改善を目的とする．

【口腔ケア】

□口腔ケアは，口腔機能ケア（機能的ケア）と口腔清掃（器質的ケア）
に分けられる．

□口腔機能ケアは，口腔リハビリテープによって口腔機能（摂食や嚥
下）を維持または改善するものである．

□口腔清掃は，口腔の衛生状態を維持・改善するものである．

【栄養状態の改善】

□加齢に伴う生理的要因や社会的要因などによって，高齢者は食事摂取
量が減少し低栄養状態に陥りやすい．

□高齢者では，生命維持に不可欠な蛋白質やエネルギーが不足すると，サルコペニア，フレイルに陥るため，低栄養状態の予防が重要となる．

□介護予防の側面からみると，「高齢者の低栄養状態の改善は，生活習慣病における食事療法よりも優先するべき」とされている．

□腸内細菌や細菌の酸生物などが，腸管粘膜上皮の防壁を越えて生体内に侵入することをバクテリアルトランスロケーションという．

□バクテリアルトランスロケーションは，栄養不全状態，免疫力の低下，腸管細菌の異常増殖などによって生じる．

【閉じこもり】

□日常生活の活動範囲が，家の中にほぼ限られる状態を閉じこもりといい，活動の低下をきたして廃用症候群を引き起こし，寝たきりにつながる．

□栄養不全よる体力低下は，閉じこもりにつながることがある．

5. 機能訓練指導員 ■■■■■

□介護保険法において，「日常生活を営むのに必要な機能の減退を防止するための訓練を行う能力を有する者」を機能訓練指導員という．

□機能訓練指導員の訓練を行う能力を有する者は，理学療法士，作業療法士，言語聴覚士，看護師，柔道整復師，またはあん摩マッサージ指圧師，一定の実務経験を有するはり師およびきゅう師の資格を有する者を指す．

第11章
柔道整復理論─総論

A. 業　務

1. 業務範囲

□柔道整復術とは，「運動器に加わる瞬間的（急性），または繰り返しや継続（亜急性）して作用する力を原因として発生する各種の損傷に対する施術」である.

□柔道整復師の業務範囲は，運動器に各種の外力または自家筋力により生じた骨折，脱臼，捻挫，打撲や軟部組織損傷の患部，あるいは受傷部に施術するものである.

□この場合の損傷とは，外力または自家筋力による機械的損傷であり，施術とは柔道整復術を施すことである.

2. 医師との連携

□柔道整復師は，医師の同意を得ていない場合には，脱臼または骨折の患部に施術をしてはならない. ただし，応急処置をする場合はこの限りでない.

□脱臼または骨折の患部に対し，継続して施術をするには医師の同意が必要である.

□応急的な整復・固定を実施したうえで医師に紹介する場合には，受傷機序，初見時の所見，整復・固定の内容，特記事項などの記載，外観写真の添付などをしたほうがよい.

□施術時に二次的損傷が発生した場合は，ちゅうちょせずに医科での診察を仰ぐ.

□骨折を医科に紹介する際，搬送・移動時の二次性転位が発生しないように注意を払う.

B. 運動器損傷の診察

1. 説明と同意　　　　■■■■■

□施術にあたって，患者やその家族に理解と同意が必要になる.
□理解と同意を得ずに行った施術は，患者の協力が不十分となる.

2. 全身の観察　　　　■■■■■

□それぞれの損傷に特有な姿勢や歩容を呈していることが多い. 例えば，鎖骨骨折における健側での患肢の保持や頭部を患側に傾けた肢位，アキレス腱断裂でのべた足歩行などがみられる.
□頭部外傷などによって中枢神経障害や意識障害などがある場合は，早急に専門医の受診が必要である.
□大量の出血などによりショック症状を呈する場合は，骨折の対処よりショックへの対応が優先される.

3. 病歴の聴取　　　　■■■■■

□問診では，主訴，原因，既往歴・家族歴，生活様式，傷害の状況，疼痛の出現部位，疼痛の発生状況などを聴取する.
□「はい」「いいえ」で回答する「閉ざされた質問」よりも，患者が自由に回答できる「開かれた質問」を心がける.

4. 患部の観察　　　　■■■■■

□損傷部における典型的な所見を調べるには，変形，腫脹，アライメント，色，筋の状態（形，萎縮など），皮膚の状態などを観察する.

5. 触　診　　　　■■■■■

□腫脹，筋の硬度，患部への圧迫，皮下の変形や変化，熱感・雑音の触知とともに皮膚の感覚異常も併せて調べておく必要がある.
□一般に上肢の損傷では橈骨動脈，下肢の損傷では足背動脈の拍動を触知する.

6. 機能的診察　　　　■■■■■

□動作時の疼痛，可動域制限，異常運動は，損傷の程度の同定に重要で

ある.

□ 骨折などでは自動運動不能や著明な可動域制限, 脱臼では弾発性固定や軟部組織損傷でも可動域は制限される.

□ 棘上筋腱損傷ではペインフルアークサイン陽性, 上腕二頭筋長頭腱損傷ではヤーガソンテスト陽性となる.

□ そのほかに, 異常な動き, 神経機能, 代償動作 (トリックモーション) の確認が必要である.

C. 説明と同意

1. 損傷と疾患の説明 ■ ■ ■ ■ ■

□ 施術を行うより前に患者やその家族に対して状況を説明し, 理解を得る必要がある.

□ 「原因と損傷の因果関係」「損傷・疾患の状態」「社会生活への影響」などに関して, 患者が理解可能な平易な言葉で説明する.

2. 経過の説明 ■ ■ ■ ■ ■

□ 施術を行った場合に予想される経過, 施術期間, 予後について説明し, 同意を得なければならない.

□ 予想される異常経過についても説明する必要があり, 特に骨折や脱臼で発生する危険性のある合併症や続発症については, その発症を疑う症状などの特徴についても説明を行う.

3. 応急的治療の必要性の説明 ■ ■ ■ ■ ■

□ 発生する危険がある合併症を考慮しても, 医科へ転送する前に骨折や脱臼に対する応急的整復や固定を実施することが有利な場合は, その必要性を説明し実施する.

4. 治療法の説明 ■ ■ ■ ■ ■

□ 損傷や疾患の治療法には, 保存療法だけでなく観血療法もあることを伝え, 有利な点や不利な点を公平な立場から説明する.

□ 観血療法についても, 数種類の治療法を提示できるような知識をもち説明する.

第11章 柔道整復理論—総論

167

D. 施術前の確認

1. 全身状態の確認　■■■■■

□患者が施術室に入室する時や診察に入る前の姿勢, 歩容, 患肢の保持状態などを観察する.

□患者の意識状態, ショックの有無, 栄養状態の良否, 体型, 全身的衰弱の有無などを観察する.

2. 施術の適否の確認　■■■■■

□施術前に, 観察評価で実態を詳細に把握し, 業務範囲か否かを判断する必要がある.

□施術前に, 神経損傷, 血管損傷などの有無を調べ, 損傷が認められた場合は, 医科に託す必要がある.

□施術前の確認において, 感染創を認める場合は, 医科に託す必要がある.

E. 痛みの基礎

1. 痛みの種類　■■■■■

□痛みは大きく, 侵害受容性疼痛, 神経因性疼痛, 心因性疼痛に分けられる.

□侵害受容性疼痛は, 機械刺激, 熱・冷刺激, 化学刺激などの侵害刺激によって末梢の自由神経終末にある侵害受容器が興奮することで発生する.

□侵害受容性疼痛では, 組織損傷の結果, 発痛物質や発痛増強物質が障害部位で産生されて痛覚過敏の状態となる.

□発痛物質として, ブラジキニン, アデノシン三リン酸 (ATP), プロトンなどがあげられる.

□発痛増強物質として, プロスタグランジンや炎症性サイトカインなどがあげられる.

□神経因性疼痛は, 侵害受容器の興奮によらず末梢神経, あるいは中枢神経の痛覚伝導路に生じた障害によって, 異所性の興奮が痛みを引き起こすものである.

□これまで，心因性疼痛は「器質的・機能的病変がなく，心理的・社会的因子が関与して生じる疼痛」とされてきたが，心因性疼痛の多くには心理的・社会的因子のみではなく，生物学的要因や行動要因などが複雑に関与すると考えられている.

2. 痛みのメカニズム

□刺すような痛みは一次痛であり，有髄線維である Aδ 神経線維が伝え，灼けつくような痛みは二次痛とされ，無髄線維である C 神経線維が伝える.

□運動器の侵害受容性疼痛は，損傷組織の侵害受容器が興奮し，侵害受容線維の一次侵害受容ニューロンで脊髄後角へ入り，二次侵害受容ニューロンに中継される.

□脊髄後角に入った Aδ 線維は特異的侵害受容ニューロンに，C 線維は特異的侵害受容ニューロンと広作動域ニューロンにシナプスする.

□特異的侵害受容ニューロンは，強い侵害刺激にのみ興奮し，痛みの発生場所を特定すると考えられている.

□広作動域ニューロンは，さまざまな強さの機械刺激に対し興奮して，痛みの強度を感知し，関連痛にも関与していると考えられる.

□痛みを抑える内因性痛覚抑制系の一つに下行性痛覚抑制系があり，中脳から延髄で中継され，脊髄を下行する神経経路によって侵害刺激の伝達を遮断する.

□痛みは，きわめて主観的な感覚である.

□痛みの評価法を表1に示す.

表1　痛みの評価法

評価法	内容
数値的評価スケール（NRS）	痛みの強さを0から10の数値で表す
視覚的アナログスケール（VAS）	10 cm の直線上で測定する
フェイススケール（FPS）	表情のイラストから選択する

□痛みへのアプローチとして，運動療法，物理療法，手技療法，薬物療法，神経ブロック療法，手術療法，集学的治療などが行われる.

□運動療法は，廃用性障害に対して効果的であり，血行の改善，内因性発痛物質の除去，脳内ドーパミン神経系活性化による鎮痛などが期待できる．

□物理療法では，炎症メディエーターの放出抑制，脊髄での痛み伝達の調整，エンドルフィン値の上昇など直接的に疼痛を緩和し，筋スパズムの減弱や血行の改善など間接的にも疼痛を緩解する．

□手技療法では，機械的刺激による局所循環の改善のほか，ゲートコントロール理論に基づいた鎮痛も働いていると考えられる．

□集学的治療とは，複数の診療科・職種が連携して疼痛コントロール，身体機能の回復，心理療法を適切に組み合わせて行うことをいう．

F. 骨　折

1. 骨折の定義 　■■■■■

□骨組織の連続性が完全に，または部分的に離断された状態と骨折は定義される．

2. 骨のモデリングとリモデリング 　■■■■■

□成長期の骨などにみられる，新しい骨組織によるサイズや強度の増加および骨の形態修正（骨吸収と骨形成による骨の新陳代謝）が，骨モデリングである．

3. 骨折の分類 　■■■■■

【骨の性状による分類】

□正常な骨に外力が加わり生じた骨折を，外傷性骨折という．

□骨折を起こさない程度の外力が繰り返し加わり，発生した骨折を疲労骨折という．

□疲労骨折の好発部位は，中足骨，脛骨，腓骨，肋骨などがあげられる．

□骨に基礎疾患が存在し，通常では骨折しないような弱い外力により発生する骨折を病的骨折という．

【骨折の程度による分類】

□骨組織の連続性が完全に離断された骨折を完全骨折という．

□骨の一部が連続性を保っている骨折を不全骨折（不完全骨折）という．

□不全骨折には，亀裂骨折（氷裂骨折），若木骨折（緑樹骨折，生木骨折），陥凹骨折，竹節状骨折（隆起骨折，花托骨折），骨膜下骨折などがある（**表2**）．

表2　不全骨折（不完全骨折）

種 類	内 容
亀裂骨折	骨表面に起こるヒビのような骨折であり，扁平骨に多い
若木骨折	若木が折れ曲がったような骨折であり，小児にみられる骨折である
陥凹骨折	ピンポン玉の一部が潰れたような骨折であり，若木骨折の一種である
竹節状骨折	長軸方向の圧力で骨折部が輪状に隆起した骨折であり，幼小児の橈骨遠位端部に多い
骨膜下骨折	骨質は完全に離断しているが，骨膜に損傷がない骨折で，幼小児の脛骨骨幹部に多い

【骨折線の方向による分類】

□骨折は骨折線の方向により，横骨折，縦骨折，斜骨折，螺旋状骨折に分類される（**表3**）．

表3　骨折線の方向による骨折の分類

横骨折	骨長軸に対し骨折線が，直角に走る骨折
縦骨折	骨長軸に対し骨折線が，平行に走る骨折
斜骨折	骨長軸に対し骨折線が，斜めに走る骨折
螺旋状骨折	骨長軸に対し骨折線が，螺旋状に走る骨折

□1本の骨に複数箇所の骨折があり，これらの骨折線をまとめて1つのものとして捉えられた骨折を複合骨折という．

□複合骨折は，骨片骨折や粉砕骨折に分けられる．

□骨片骨折には，T字状骨折やV字状骨折，Y字状骨折などが含まれる．

□骨片骨折は，上腕骨・大腿骨遠位端部，高齢者の骨折に多い．なお，骨片骨折は粉砕骨折に含める場合もある．

□粉砕骨折は，多くの小骨片をもつ骨折であり，強大な外力で発生する．

【骨折の数による分類】

□骨折は骨折の数によって，単数骨折，複数骨折，重複骨折，多発骨折に分類される（**表4**）.

表4　骨折の数による骨折の分類

単数骨折（単発骨折）	1本の骨が1カ所で骨折するもの
複数骨折（二重骨折）	1本の骨が2カ所で骨折するもの
重複骨折	1本の骨が3カ所以上で骨折するもの
多発骨折	2本以上の骨が同時に骨折するもの

【外力の働いた部位による分類】

□受傷部位に直接加わった外力（直達外力）で生じた骨折を直達性骨折という.

□受傷部位から離れた部位に加わった外力（介達外力）で生じた骨折を介達性骨折という.

□自家筋力によるゴルフの肋骨骨折や野球の投球骨折，腕相撲骨折などは介達性骨折に含まれる.

【外力の働き方による分類】

□外力の働き方により，裂離骨折，剥離骨折，屈曲骨折，圧迫骨折，剪断骨折，捻転骨折，粉砕骨折，陥没骨折，破裂骨折に分類される（**表5**）.

□屈曲骨折の第1型は，骨片骨折となる.

□屈曲骨折の第2型は，斜骨折となる.

□屈曲骨折の第3型は，胸郭や骨盤などの骨輪を形成している部位にみられる.

□圧迫骨折の例として，椎体の圧迫骨折，踵骨骨折，竹節状骨折などがあげられる.

□粉砕骨折は，開放性骨折になることが多い.

【骨折部と外創との交通の有無による分類】

□骨折部と創部に交通のない骨折を閉鎖性骨折という.

□閉鎖性骨折は，皮下骨折，単純骨折，非開放性骨折とも呼ばれる.

□骨折部と創部に交通のあるものを開放性骨折という.

□開放性骨折は，複雑骨折とも呼ばれる.

表5 外力の働き方による骨折の分類

裂離骨折	筋・腱・靱帯などの付着部が牽引力によって生じた骨折である
剥離骨折	骨の衝撃や摩擦により骨の一部が剥離して生じた骨折である
屈曲骨折	骨に屈曲力が作用して発生した骨折で，外力の働き方により3型に分類される
圧迫骨折	骨の圧迫により骨の一部分が潰れて発生する骨折である
剪断骨折	骨に剪断力が加わり発生する非常にまれな骨折であり，横骨折となる
捻転骨折	骨に捻るような力が加わり発生する骨折であり，螺旋状骨折となる
粉砕骨折	強大な外力によって発生し，多数の小骨片になる骨折である
陥没骨折	扁平骨に多く発生し，骨片が内側に陥没している骨折であり，完全骨折である
破裂骨折	強い圧迫力を受けて破裂粉砕する骨折であり，頭蓋骨や椎骨でみられる

※剥離骨折と裂離骨折を同義とする場合もある

□開放性骨折は，細菌感染の危険があり，受傷後6〜8時間内に適切な処置が必要となる．

【急性塑性変形】

□受傷直後のX線で骨折線が認められず，長管骨全長にわたり弯曲する骨折である．

□小児の脛骨骨折時の腓骨や橈骨骨折時の尺骨などにみられる．

【骨挫傷】

□海綿質の微細な骨折が骨挫傷である．

□単純X線やCTでの検出はできないが，MRIでは検出可能である．

4. 骨折の症状　■■■■■

【局所症状】

□骨折の局所症状として，一般外傷症状である疼痛，熱感，腫脹，機能障害などがあげられる．

□骨折部の自発痛は，骨折部の固定・安静によって減弱する．

□骨折部に一致した圧痛のマルゲーヌ圧痛や介達痛を認める場合がある．

□骨折部より離れた部位を刺激した際，骨折部に生じる痛みを介達痛という．

□ 骨折特有の固有症状として，骨折部の異常可動性や軋轢音（あつれきおん），骨の転位・変形がみられる.

□ 異常可動性は，長管骨の完全骨折で著明に出現し，不全骨折ではみられにくい.

□ 骨折端が触れ合って生じる音が軋轢音であり，骨折部に指をあてて触知できる程度の音である.

□ 軋轢音は，異常可動性がない場合や骨端線が離開している場合などでは認められない.

【全身症状】

□ 骨折時の全身症状として，ショックや発熱（吸収熱）があげられる.

5. 小児骨損傷・高齢者骨損傷の特徴　■■■■■

【小児骨損傷の特徴】

□ 小児の骨折には，成人の骨折と異なる特徴がある.

□ 小児は，骨膜が厚く，温存されることが多く，血行も豊富であるため，成人と比較して骨癒合期間が短い.

□ 骨は柔軟性があり，粉砕骨折は少なく，若木骨折や竹節状骨折などの特徴的な骨折がみられる.

□ 骨端線（成長軟骨）が存在し，損傷されると程度により成長障害を起こす場合がある.

□ 骨端成長軟骨板の損傷は，ソルター・ハリスにより5型に分類されている.

□ ソルター・ハリスの分類におけるⅠ～Ⅲ型は，整復が適切であれば成長障害は残さないが，Ⅳ・Ⅴ型は成長障害を残しやすい.

□ 骨リモデリングが成人よりも盛んであるため，自家矯正能力が高い.

□ 捻転転位や骨片転位した関節内骨折などでは，自家矯正は期待できない.

□ 長管骨骨折などでは，治癒過程において骨の過成長がみられる.

□ 小児の骨折治療は，自家矯正能力が高いため保存療法を原則とする.

□ 小児の固定による関節拘縮は，成人に比べて短期間に回復する.

【高齢者骨損傷の特徴】

□ 高齢者の骨折は，海綿質の多い部位に好発し，橈骨遠位端骨折，上腕骨外科頸骨折，大腿部頸部骨折，胸腰椎椎体圧迫骨折などが多い.

□強固で長期的な固定は関節拘縮などを生じやすく，軽く短期的な固定
は変形を生じやすい．

□全身の機能低下を予防するためにも，早期の離床が望ましい．

6. 骨折の治癒経過　■■■■■

【直接的骨癒合・間接的骨癒合】

□骨折の治癒経過は，仮骨形成の有無によって直接的骨癒合と間接的骨
癒合に分けられる．

□直接的骨癒合は，骨折部をプレート固定などにより隙間なく整復固定
した場合などにみられ，仮骨形成がなく直接，骨が癒合するもので
ある．

□直接的骨癒合では，癒合部の強度が低下して再骨折を生じる場合が
ある．

□間接的骨癒合は，骨折に隙間がある場合などに生じ，間隙に生じた血
腫などにより仮骨が形成され，骨が癒合するものである．

【骨折の癒合日数】

□骨折の癒合日数の基準（グルトの骨癒合日数）を表6に示す．

表6　グルトの骨癒合日数

骨折部位	骨癒合日数	骨折部位	骨癒合日数
中手骨	2 週間	上腕骨骨幹部	6 週間
肋 骨	3 週間	脛 骨	7 週間
鎖 骨	4 週間	下腿両骨	8 週間
前腕骨	5 週間	大腿骨骨幹部	8 週間
腓 骨	5 週間	大腿骨頸部	12 週間

【骨折の治癒経過】

□間接的骨癒合において，骨折は「炎症期→仮骨形成期→仮骨硬化期→
リモデリング期」を経て治癒に向かう．

□炎症期では，血腫の形成や炎症細胞・線維芽細胞の浸潤，肉芽組織の
形成などがみられる．

□仮骨形成期では，肉芽組織の中央部において軟骨組織の形成，肉芽組
織の端において骨芽細胞による未熟な類骨の形成がみられる．

□仮骨硬化期では，仮骨内に形成された類骨の石灰化や軟骨組織の骨組織への置換などがみられる．

□リモデリング期では，骨折部の硬化仮骨の構造が骨吸収と骨形成によりが整えられて，骨強度も上昇し，解剖学的構造へと回復する．

7. 骨折の治療に影響を与える因子　■■■■■■

□骨折端の血腫消失，骨片の血流障害，骨折端の広い離開，骨折部へ加わる力（屈曲力など），高度の粉砕骨折などがある場合は，骨癒合が起こりにくい．

8. 骨折の合併症　■■■■■■

□骨折の合併症は，骨折時に発生する併発症（狭義の合併症），骨折治療の経過中に発生する続発症，治療後も残存する後遺症に分けられる．

【併発症】

□関節損傷，筋や腱などの軟部組織損傷，内臓損傷，脳や脊髄損傷，血管損傷，末梢神経損傷などが併発症にあたる．

□具体的には，骨盤骨折における尿道・膀胱・直腸壁の損傷や，下腿骨骨折における腓骨神経損傷などが相当する．

【続発症】

□外傷性皮下気腫，脂肪塞栓症候群，仮骨の軟化・再骨折，遷延癒合，コンパートメント症候群，長期臥床によるものなどが続発症にあたる．

□外傷性皮下気腫は，肋骨骨折などに伴う損傷によって，肺から皮下組織内に空気が侵入して生じ，触診にて握雪音や捻髪音を認める．

□脂肪塞栓症候群は，受傷後1～3日間に生じることが多く，肺塞栓による呼吸困難，脳塞栓による意識障害，皮膚の点状出血などがみられる．

□脂肪塞栓症候群は，多発骨折などでみられ，死亡率が高い．

□コンパートメント症候群は，骨折に伴う筋の出血などで，骨，筋膜，骨間膜に囲まれた領域であるコンパートメント（筋区画）の内圧が上昇し，循環障害や神経麻痺を生じるものである．

□長期臥床によって生じる続発症として，沈下性肺炎，褥瘡，深部静脈血栓症，筋萎縮，尿路感染症，認知症などがあげられる．

【後遺症】

□ 過剰仮骨形成，偽関節，変形治癒，ズデック骨萎縮，骨萎縮，阻血性骨壊死，関節運動障害，外傷性骨化性筋炎，フォルクマン拘縮などが骨折の後遺症としてあげられる．

□ 関節付近の骨折は，過剰仮骨形成の傾向が強く，関節運動障害を起こす場合がある．

□ 過剰仮骨形成では，神経の圧迫による神経損傷や血管の圧迫による循環障害を生じる場合がある．

□ 過剰仮骨形成は，粉砕骨折や大血腫の存在，骨膜の広範な剥離，早期・過剰に行われた後療法などが発生の要因となる．

□ 偽関節は，骨折部の治癒過程が完全に停止したもので，多くが観血療法の適応となる．

□ 偽関節は，固定の不良，軟部組織の介在，血行不良，全身の栄養状態不良などが原因となる．

□ ズデック骨萎縮は，急性に発症する疼痛を伴う骨萎縮であり，四肢末梢部に生じやすい．

□ ズデック骨萎縮は，コーレス骨折や踵骨骨折後などによく生じる．

□ ズデック骨萎縮は，反射性交感神経性ジストロフィーの一病態とされ，小動脈の血管攣縮によるものと考えられている．

□ 阻血性骨壊死では，骨折よって骨片への血流が遮断されて骨片に壊死が生じる．

□ 阻血性骨壊死は，大腿骨頸部骨折，手の舟状骨骨折，距骨骨折などに好発する．

□ 骨折後の関節運動障害として，関節強直や関節拘縮があげられる．

□ 外傷性骨化性筋炎は，筋組織に骨化現象が生じたものであり，筋組織内や骨膜外などに貯留した血腫が原因となる．

□ フォルクマン拘縮は，前腕筋の外傷による阻血性循環障害であり，阻血性拘縮とも呼ばれる．

□ フォルクマン拘縮は，小児の上腕骨顆上骨折に多く発生し，受傷後24時間以内に前腕の阻血症状（5P 徴候）がみられる．

G. 脱　臼

1. 脱臼の定義　　■ ■ ■ ■ ■

□関節を構成している関節端が解剖学的に正常な状態から完全または不完全に転位して，関節面の生理的相対関係が失われている状態を脱臼という．

2. 脱臼の分類　　■ ■ ■ ■ ■

□関節面が完全にずれて接触がない脱臼が完全脱臼であり，部分的な接触を残す脱臼が不全脱臼である．

□1 カ所の関節で脱臼したものを単数脱臼または単発脱臼といい，2 カ所以上の関節が同時に脱臼したものを多発脱臼という．

□1 本の骨の中枢と末梢の 2 カ所の関節で脱臼したものを複数脱臼または二重脱臼という．

□脱臼部と創部との交通がない脱臼を閉鎖性（単純）脱臼といい，交通があるものを開放性（複雑）脱臼という．

□外力が直接働き発生した脱臼を直達性脱臼といい，関節包の損傷や骨折を伴うことが多い．

□関節より離れた部位に加わった外力による脱臼を介達性脱臼という．

□あくびや抜歯によって発生した顎関節脱臼は，介達性脱臼に含まれる．

□外傷性脱臼は，外傷の受傷頻度が高い青壮年の男性に多発し，顎関節脱臼を除き女性の 4〜5 倍に及ぶ．

□外傷性脱臼は，肩関節に多発し，次いで肘関節がこれに続く．

□先天性脱臼は，股関節に多発し，現在は発育性股関節脱臼と呼ばれる．

□病的脱臼は，麻痺性脱臼，拡張性脱臼，破壊性脱臼に分けられる．

□麻痺性脱臼は，関節を制御する筋の麻痺により発生し，片麻痺患者の肩関節脱臼などが相当する．

□拡張性脱臼は，炎症性滲出液による関節包の拡張により発生し，急性化膿性股関節炎や股関節結核などでみられる．

□破壊性脱臼は，関節包や関節体の破壊により発生し，関節リウマチによる手指の脱臼などが相当する．

□脱臼後，数日以内の脱臼が新鮮脱臼，数週間経過したものが陳旧性脱臼である．

□外傷後に続発するものを反復性脱臼といい，肩関節や顎関節に多い．
□反復性脱臼は，初回治療の中止や固定期間の不足などで起こりやすい．
□軽微な外力により脱臼を反復するものは習慣性脱臼といい，自らの力で脱臼させることができるものを随意性脱臼という．

3. 脱臼の症状

□脱臼の一般外傷症状として，疼痛，腫脹，関節血腫，機能障害などがあげられ，固有症状として弾発性固定，関節部の変形などがあげられる．
□脱臼による関節部の変形として，関節軸の変化，脱臼関節自体の変形，脱臼肢の延長・短縮，関節腔の空虚，骨頭の位置異常などが生じる．

4. 脱臼の合併症

□脱臼の合併症として，骨折，血管・神経の損傷，軟部組織損傷，内臓器損傷などがあげられる．
□骨折と脱臼が近位部で同時発生した場合は，脱臼から整復する．

5. 脱臼の整復障害

□脱臼の整復障害を表7に示す．

表7　脱臼の整復障害

①関節包や筋・腱，骨片による整復路の閉鎖（ボタン穴機構）
②掌側板や種子骨の嵌入（第1中手指節関節の脱臼時に好発）
③骨折の整復に際する支点の欠損
④筋や補強靱帯，関節包の緊張
⑤陳旧性脱臼

H. 関節の損傷

1. 関節損傷の概要

□関節損傷に対して，脱臼や捻挫という包括的な用語が使われることが多かったが，近年の画像診断能力の向上などにより，どの関節構成組織がどの程度損傷されているのかを捉えられるようになった．

□関節損傷によって損傷される組織として，靭帯，関節包，関節軟骨，関節半月，関節円板，関節唇，滑液包，関節周囲の筋・腱などがあげられる．

□関節損傷には，急性の関節損傷と亜急性の関節損傷があり，直達外力や介達外力によって生じる．

□急性の関節損傷は，瞬発的な力により発症し，亜急性の関節損傷は認知できないような力が反復・蓄積して生じる．

2. 関節損傷の分類

□靭帯と関節包損傷は，損傷の程度により第Ⅰ～Ⅲ度に分類される．

□靭帯と関節包損傷の程度による分類を**表8**に示す．

表8　靭帯と関節包損傷の程度による分類

第Ⅰ度	靭帯線維の微小損傷であり，圧痛や機能障害などの症状は軽く，不安定性は認めない
第Ⅱ度	靭帯の部分断裂であり，機能障害も認められ，軽度から中等度の不安定性がみられる
第Ⅲ度	靭帯の完全断裂であり，高度の機能障害も認められ，著明な不安定性がみられる

3. 関節軟骨損傷

□関節軟骨損傷は，骨損傷合併の有無により分類される．

□骨損傷を合併しない場合は，関節軟骨に血管の分布がなく，神経の分布も乏しいため，臨床症状を認めにくい．

□圧迫骨折，骨軟骨骨折，裂離骨折などを合併する場合は，初期段階で病態の判断が可能である．

l. 軟部組織損傷

1. 筋損傷

□筋組織とは，筋線維や筋膜が部分的または完全に損傷したものである．

□筋損傷には，筋線維が正常な伸長範囲を超えた場合に生じる肉ばなれや圧迫力が働いた結果で生じる筋挫傷などがある．

□筋損傷は，1回の外力によって生じる急性の筋損傷，軽微な力が反復・蓄積して生じる亜急性の筋損傷に分けられる.

□筋損傷部と創部の交通の有無によって筋損傷は，閉鎖性皮下筋損傷と開放性筋損傷に分けられる.

□筋損傷の程度による分類を表9に示す.

表9　筋損傷の程度による分類

第Ⅰ度	筋間損傷を主体とし，筋力などに障害をきたすことは少ない
第Ⅱ度	部分断裂損傷であり，一般的には肉ばなれと呼ばれる
第Ⅲ度	完全断裂損傷であり，筋腹間の陥凹・強い圧痛，断裂端の縮みによる腫瘤などを認める. なお，筋収縮はみられない

□筋間損傷とは，筋線維束の間の結合組織の損傷であり，筋線維自体に損傷を認めないが内出血を生じる損傷を意味する.

□進行性筋ジストロフィー，多発性筋炎，脊髄性小児麻痺，進行性骨化性筋炎などでは，病的筋損傷がみられる.

□長時間の直達外力による筋損傷では，クラッシュシンドロームを引き起こし，生命に危険が及ぶ場合もある. なお，クラッシュシンドローム（圧挫症候群）は，長時間の筋圧迫の後，圧迫から開放され，壊死した筋肉からカリウムやミオグロビンなどの毒性物質が全身に運ばれて生命に危険が及ぶ症候群である.

□筋損傷後に瘢痕治癒すると，再断裂の危険がある.

□筋損傷時の血腫が骨化性筋炎の原因となる場合がある.

2. 腱損傷

□腱損傷とは，骨と骨格筋をつなぐ腱に生じる部分的または完全な損傷・断裂である.

□腱の損傷は，断裂と炎症とに分けられ，加齢による変性が関与することが多い.

□腱の損傷は，力が瞬間的に作用して生じる急性の損傷と，損傷と認識できない力が繰り返し作用して生じる亜急性の損傷などに分けられる.

□急性の外傷性腱損傷は，一度の外力によって引き起こされ，突然生じる疼痛を特徴とする.

第11章　柔道整復理論・総論

□亜急性の腱損傷は，疲労性腱損傷と考えられる.

□腱損傷の程度による分類を**表10**に示す.

表10　腱損傷の程度による分類

第Ⅰ度	腱線維の断裂を認めない損傷で，びまん性の腫脹や圧痛が出現し，多くが原因を除去すると軽快する
第Ⅱ度	腱線維の部分的断裂損傷で，関節運動や負荷により疼痛を生じ，腫脹・圧痛・血腫形成などを認める
第Ⅲ度	腱が完全断裂している損傷で，損傷部の陥凹や強い圧痛を認め，腱によって行われる運動が困難となる

3.　末梢神経損傷

□末梢神経損傷は，瞬間的な力による急性の損傷と繰り返しの力による亜急性の損傷に分けられる.

□骨や関節の損傷では，急性の神経損傷を合併することが多い.

□亜急性の神経損傷は，疲労性神経損傷と考えられる.

□神経損傷部と創部との交通の有無により，閉鎖性神経損傷と開放性神経損傷に分けられる.

□末梢神経損傷の程度の分類として，サンダーランドの分類がある（**表11**）.

表11　サンダーランドの分類

1度	限局性の脱髄による伝導障害で，ワーラー変性は起こらない
2度	軸索のみの損傷で，損傷部より末梢に変性が起こる
3度	軸索と神経内膜が損傷している状態
4度	神経周膜も損傷している状態
5度	神経上膜まで完全に損傷している状態

□神経損傷部より，遠位の軸索や髄鞘が変性に陥ることをワーラー変性という.

□薬物注射が神経損傷の原因となる場合もある.

□神経損傷では，運動神経，感覚神経ならびに自律神経の脱落症状がみられる.

□感覚神経軸索の再生が前進している部分を軽く叩打すると，その神経領域にしびれ感が生じるものをチネル徴候といい，末梢神経の損傷部位や回復程度の評価に用いられる.

J. 評価・施術録

1. 評価の目的 ■ ■ ■ ■ ■

□評価において，損傷の種類や程度を確認し，柔道整復師としての業務範囲内であるか判断する必要がある.
□評価によって，柔道整復師としての業務範囲外である場合は，ただちに医師と連携をとる必要がある.
□問診においては，患者と正面から向かい合うのではなく，机の角を利用して 90° で相対して行うのがよい.
□身体評価では，健側との比較を行うとよい.

2. 評価の時期 ■ ■ ■ ■ ■

□評価は，初検時のみに行うのではなく，患者が来院するたびに行う.
□評価は，その行う時期によって初期評価，中間評価，最終評価に分けられる.
【初期評価】
□初検時の観察評価の実態を詳細に把握し，業務範囲内か否かを判断する.
□損傷や障害の程度，残存能力を確認し治療方針を決定する.
□治癒に至る治療プログラムを設定し行う.
□初期評価時に，クリティカルパス（診断スケジュール表）に沿い，標準的な経過を患者に説明するとよい.
【中間評価】
□行っている治療方針が的確であるか，治療手段・間隔などの変更の必要性，回復過程などを評価する.
□中間評価においても，業務範囲内か否かの判断が必要な場合がある.
【最終評価】
□予後目標（治癒）への到達，治療続行の必要性，回復の限界（症状固定）などの評価を行う.

□患者が自己管理するための助言を最終評価時に行う.

3. 施術録 ■■■■■

□施術録は, 療養費の支給申請の際の根拠となるものである.
□施術録は, 保険者などによる調査照会に耐えうる作成が必要である.
□施術録は, 施術日や損傷部の経過などを記載する.
□施術録の記載にはボールペンを使用し, 第三者にも読める字で記載する.
□記載の訂正を行う場合は2本線を用い, 元の記載がみえるように訂正する.
□略語を用いる場合は, 医学用語に準拠する.
□医師の同意を得た場合は, その旨を記載する.
□施術録は, 施術完結の日から5年間保管しなければならない.

K. 初期の施術 ──────── □□□□□

□柔道整復師の治療法は, 整復法, 固定法, 後療法の3段階に分けられる.

1. 整復法 ■■■■■

□骨折や脱臼などの転位を, 生理的な状態に戻す手技が整復法である.
□整復をできるだけ早期に施行することで, 治癒過程が良好となる.
□柔道整復師の行う整復は, 非観血的で無麻酔下における手技となる.
【骨折の整復法】
□骨折の整復法の分類を図1に示す.

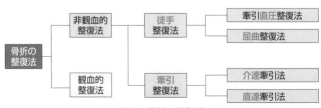

図1　骨折の整復法

□骨折の非観血的整復法では，早期に整復を行うほうが治療効果は高い.
□骨折の非観血的整復法は，原則として損傷前の状態に回復することを目的に行う.
□「骨片転位がない骨折，またはごく軽度の骨折」や「乳幼児で自家矯正が期待できる骨折」の整復は不必要である.
□非観血的整復法が不適応となる骨折を表12に示す.

表12　非観血的整復法が不適応となる骨折

①徒手整復不可能な骨折（粉砕骨折，著しく延長転位した骨折，軟部組織が介在した骨折）
②整復位が保持困難な骨折
③関節内で解剖学的整復が要求される骨折

□骨折の非観血的整復に関する一般原則を表13に示す.

表13　骨折の非観血的整復に関する一般原則

①長管骨骨折では，近位骨片の長軸方向に牽引する
②骨片転位を生理的状態に整復する方向に力を加える
③骨折部周辺の軟部組織や骨膜損傷を把握し，損傷されていない組織を利用する
④近位骨片の位置に応じて，遠位骨片を合わせる

□骨折の非観血的整復法は，牽引直圧整復法，屈曲整復法，牽引整復法に分けられる.
□牽引直圧整復法は，一般的な骨折に対して行う治療である.
□牽引直圧整復法は，牽引力を利用して直圧を加え整復を行う.
□牽引直圧整復法は，「捻転転位→短縮転位→屈曲転位→側方転位」の順に矯正を行う.
□牽引直圧整復法では，高度な捻転転位は牽引によって整復されない場合が多い.
□屈曲整復法は，一般に短縮転位の整復困難な横骨折に適応される.
□屈曲整復法は，最も緊張が強く整復操作を妨害している骨膜や筋の緊張を取り除き，整復を容易にすることを目的とする.
□牽引整復法は，患肢に持続的な牽引力を加え，骨折による転位の傾向に対抗して転位を次第に矯正し，さらに牽引作用によって骨折部の固定を図る整復法である.

□牽引整復法は，皮膚や軟部組織を介して牽引する介達牽引法と，直接骨に器具を刺入して牽引する直達牽引法の2つに大別される．
□直達牽引法を柔道整復師は行ってはならない．

【脱臼の整復法】
□脱臼の整復法は，非観血的整復法と観血的整復法に大きく分けられる．
□非観血的整復法で整復されない脱臼に対し，観血的整復法を行う．
□脱臼の非観血的整復法には，槓杆（テコ）作用を応用した手技と，牽引を応用した手技（介達牽引法）がある．
□槓杆作用を応用した脱臼の整復は，脱臼の発生機序を逆にたどる，骨の一部を支点としてテコの原理を応用した手技である．
□牽引を応用した脱臼の整復は，牽引により筋緊張を取り除くことを重点にした二次的損傷を防ぐ理想的な整復法である．
□脱臼の整復は，骨折と同様に早期の整復が必要である．
□脱臼は骨折とは異なり，解剖学的整復が必要となる．
□非観血的整復が困難になりやすい脱臼を表14に示す．

表14 非観血的整復が困難になりやすい脱臼

①ボタン穴機構にある場合
②軟部組織や骨片が整復路に介在している場合
③整復の支点となるべき骨部が，骨折によって欠損している場合

□脱臼の非観血的整復に関する一般原則を表15に示す．

表15 脱臼の非観血的整復に関する一般原則

①末梢牽引を行い，筋の緊張を取り除き整復する
②脱臼の発生した経路を逆に導き整復する
③関節包の裂孔部から整復する

【整復後の確認】
□整復後に，バイタルサインなどの全身状態の確認を行う必要がある．
□整復後に，骨折の整復状態（変形の改善，アライメントの回復）や脱臼の整復状態（弾発性固定の消失，骨頭の正常位置への回復，疼痛の軽減）などの確認を行う．
□整復後に，神経や血管の二次的損傷の有無を確認する必要がある．

2. 軟部組織損傷の初期処置 　■ ■ ■ ■ ■

□軟部組織損傷における治療の原則は，当該組織の損傷断端を密着した状態におくことである．

□身体が障害を受けた際に必要な応急処置の原則を「RICE」と呼び，Restは安静，Icingは冷却，Compressionは圧迫，Elevationは挙上を意味する．

3. 固定法 　■ ■ ■ ■ ■

□固定は，骨折や脱臼などの整復位を保持し，再転位の防止を目的とする．

□固定は，患部の安静保持や可動域を制限し，損傷組織の良好な治癒環境を確保する．

□固定は，内固定と外固定に大別される．

□内固定は，観血療法の際に直接，骨または関節部にプレートや鋼線などを入れて固定する方法である．

□間接的に体外から骨や関節を固定する方法を外固定という．

□外固定に使用する固定材用には，硬性固定材料や軟性固定材料がある．

□硬性固定材料や軟性固定材料の例を表16に示す．

表16 硬性固定材料や軟性固定材料

硬性固定材料	金属副子，副木，合成樹脂副子，厚紙副子，ギプス
軟性固定材料	巻軸帯，三角巾，絆創膏，ガーゼ，綿花，サポーターなど

□固定は，機能的肢位，良肢位，便宜肢位で行うのが望ましい．

□骨折時，機能的肢位に固定することが不可能な場合は整復位で固定し，修復状況にしたがい変更する．

□脱臼や靱帯損傷の固定は，損傷組織端が密着するような肢位で固定する．

□固定期間は，損傷の程度，年齢，健康状態によって異なる．

□骨折の固定は，原則として患部を中心とした上下1関節を含めた範囲を固定する．

□装具は，人体の外側から筋骨格系を支え，患部の安定性や可動性の改善を行う補助器具である．

第11章　柔道整復理論─総論

□装具は，治療が完了する前に用いられる医療用装具と，治療が終わり変形または機能障害が固定した後に用いられる更生用装具に大別される．

□装具は使用部位により，体幹装具，上肢装具，下肢装具に分類される．

L. 後療法 ――――――――――――――― □□□□□

□後療法は，損傷組織の回復を目的とし，固定直後から開始する．

□拘縮や筋萎縮は，後療法の対象となるが，その発生原因は損傷そのものではなく固定に伴って発生する．

□後療法は，手技療法，運動療法，物理療法から構成される．

1. 手技療法 ■■■■■□

□手技療法は，柔道整復後の根幹をなし，術者の手を用いて機械的刺激を加え，生体のもつ自然治癒力を活性化し，損傷の早期回復を目指す療法である．

□施術には，力の強さや時間を加減して，最も望ましい生体反応を引き出す必要がある．

□手技療法には，軽擦法，強擦法，揉捏法，叩打法，振戦法，圧迫法，伸長法などがある．

□手技療法は，創傷部や発疹部，腫瘍部，妊娠中の腹部と生理中の腰腹部，神経炎の急性期には行ってはならず禁忌である．

2. 運動療法 ■■■■■□

□全身運動療法は，全身の機能や体力の回復を目的に行い，間接的に局所障害の回復を促す．

□全身運動療法として，ラジオ体操や健康柔操などがあげられる．

□局所運動療法は，筋力低下や関節可動域制限といった局所障害の改善を目的とする．

□運動療法の禁忌として，「38℃以上の発熱」「安静時脈拍数 100/分以上」「急性症状がある場合」「重度の心疾患」「拡張期血圧 120 mmHg以上の高血圧または収縮期血圧 100 mmHg以下の低血圧で自覚症状を伴う場合」などがあげられる．

3. 物理療法

□物理的エネルギーにより誘発される生体反応を利用する後療法が，物理療法である．

□物理療法は，電気療法，温熱療法，光線療法，寒冷療法，牽引療法などに分けられる（**表17**）．

表17 物理療法の分類

電気療法		低周波電流療法，中周波電流療法（干渉波療法）
温熱療法	伝導熱療法	ホットパック療法，パラフィン浴療法，水治（局所浴）療法
	輻射熱療法	赤外線療法
	変換熱療法	超短波療法，極超短波療法，超音波療法
光線療法		レーザー光線療法
寒冷療法		伝導冷却法，対流冷却法，気化冷却法
牽引療法		頸椎介達牽引，腰椎介達牽引
その他		間欠的圧迫法

□電気療法は，低周波などによる通電刺激によって疼痛の緩和や筋力の改善を目的に行う．

□温熱療法は，血管の拡張により局所循環を改善させ，痛みや筋スパズムの軽減を目的に行う．

□温熱療法は，熱の加え方により表面加熱と深部加熱に分けられる．

□伝導熱療法は表面加熱に，変換熱療法は深部加熱にあたる．

□寒冷療法は，氷塊などの冷媒を用いて患部を冷却する方法であり，受傷後48時間以内の冷却は損傷組織の代謝を低下させ，痛みを抑制する効果がある．

□疼痛，炎症，充血などの除去を目的に，患部に温熱刺激や寒冷刺激を与える方法を罨法という．

□罨法の分類を**表18**に示す．

□赤外線療法には，遠赤外線と近赤外線があり，前者はマイクロ波に近い波長領域であり，後者は可視光線領域に近い波長領域である．

□赤外線療法の主な作用は，温熱効果である．

表18　罨法の分類

温罨法	湿性	温湿布，蒸気浴，ホットパック，温浴療法
	乾性	熱気浴，ホットパック，湯たんぽ，懐炉
冷罨法	湿性	冷湿布，パップ，アイスパック
	乾性	氷嚢，氷枕，水枕

□ 牽引療法は，軟部組織の伸長や椎間孔の開大，椎間板内圧の減少，安静・固定効果などがある．

□ 間欠的圧迫法は，四肢に装着したスリーブに空気を間欠的に注入して圧迫することで静脈血流を改善し，浮腫を治療する方法である．

□ 物理療法の一般禁忌として，急性炎症，出血，高度の血行障害，急性心不全，出血傾向，止血異常，感覚脱失，意識障害，瘢痕組織などがあげられる．なお，外傷は寒冷療法を除いて禁忌である．

□ パラフィン浴は，開放創には禁忌である．

□ 超短波・極超短波療法は，ペースメーカーや体内金属，補聴器がある場合は使用できない．

□ 超短波，極超短波，超音波は，眼球には禁忌である．

□ 寒冷療法は，レイノー病や寒冷アレルギーがある場合は禁忌である．

第12章
柔道整復理論—各論

A. 骨 折

1. 頭部の骨折 ▪▪▪▪▪

□骨折の有無に関係なく，頭部の外傷では 24〜48 時間に生じる急激な
変化の監視が必要となり，嘔吐，意識消失，大きないびきをかいて
眠り込むなどの症状は，特に危険である．

【頭蓋冠骨折】

□青壮年では，亀裂骨折が多く，陥没骨折もみられる．

□乳幼児では，陥凹骨折が多く，まれに縫合離開もみられる．

□硬質物に強打するなどの直達外力によるものが多い．

【頭蓋底骨折】

□介達外力による発生が多く，頭蓋冠の強打や高所からの転落の際など
に発生する．

□前頭蓋底骨折，中頭蓋底骨折，後頭蓋底骨折に分類される．

□頭蓋底骨折は，前頭蓋窩および中頭蓋窩に発生することが多い．

□前頭蓋底骨折では，ブラックアイや髄液鼻漏がみられる．

□中頭蓋底骨折は破裂孔部の骨折が多い．

□中頭蓋底骨折では，バトル徴候，髄液耳漏や外傷性皮下気腫がみら
れる．

□バトル徴候とは，耳介後部，乳様突起部の皮下出血斑のことである．

□後頭蓋底骨折では，咽頭後壁の粘膜下出血斑や各種の脳神経障害を疑
わせる症状がみられる．

【上顎骨骨折】

□直達骨折による発生が多く，頬骨など隣接骨の複合骨折となる場合が
多い．

□上顎骨骨折では，歯槽突起基底部の骨折が最も多く発生する．

□Le Fort の分類とは，上顎骨骨折の分類である．

□Le Fort Ⅲ型では，顔面と頭蓋の骨性連結が断たれ，髄液漏による逆
行性感染の危険がある．

□上顎骨骨折では，梨状口から鼻中隔，口蓋にいたる縦骨折も発生する．

【眼窩底破裂骨折（眼窩底吹き抜け骨折）】

□眼窩は，頬骨，上顎骨，涙骨，篩骨，前頭骨，口蓋骨，蝶形骨で構成される．

□眼窩部への打撃により眼窩内の圧力が波及し，骨の薄い眼窩底が骨折する．

□眼球陥没（眼の落ち窪み），瞼の腫脹による瞼裂狭小化，複視（物が二重にみえる）などの症状がみられる．

□合併症として，脳振盪，脳挫傷，眼窩下神経障害，視神経障害などがあげられる．

【下顎骨骨折】

□顔面頭蓋骨折の中で発生頻度が高く，激突や強打などの直達外力によるものが多い．

□下顎骨骨折では，咀嚼筋群などによる骨片転位がみられ，咬合の異常がみられることが多い．

□下顎骨骨折は，下顎骨骨体部骨折や下顎枝部骨折に分けられる（**図1**）．

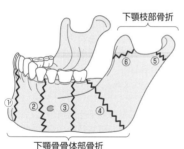

①正中部骨折
②犬歯部(オトガイ部)骨折
③犬臼歯部骨折
④下顎角部骨折
⑤関節突起頸部骨折
⑥筋突起部骨折

図1　下顎骨骨折の分類

□下顎骨骨体部骨折では開放性骨折が，下顎枝部骨折では閉鎖性骨折の発生が多い．

【頬骨骨折】

□直達外力による発生が多く，頬骨弓単独骨折と頬骨体部骨折などに分けられる．

□頬骨弓単独骨折では，骨折線が3カ所にみられ，Ｖ字型に陥没する．

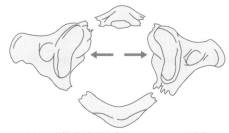

□頬骨体部骨折の多くは，頬骨前頭縫合部，頬骨弓，上顎頬骨縫合部の
3カ所に骨折がみられる．

【顔面頭蓋骨折】

□鼻骨骨折・鼻軟骨骨折には，変形により鞍鼻型と斜鼻型があり，特に
斜鼻型が多い．なお，正面から打撃を受けると鞍鼻型，斜め方向か
ら外力を受けると斜鼻型となる．

□鼻骨骨折・鼻軟骨骨折は，鼻を殴られるなどの直達外力によって生じる．

2. 頸部・体幹の骨折① —— 頸椎骨折　■■■■■

□頸椎骨折は，第5・6頸椎に多く発生する．

□頸椎骨折で頸髄損傷を合併すると，広範囲にわたる麻痺が生じて重篤
な後遺症を残す．

【環椎破裂骨折】

□環椎破裂骨折は，ジェファーソン骨折ともいい，頸部からの環椎軸方
向への軸圧により発生する（図2）．

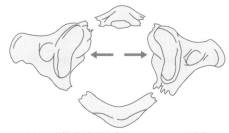

図2　環椎破裂骨折（ジェファーソン骨折）

□環椎破裂骨折（ジェファーソン骨折）は，脊柱管が拡大するため脊髄
損傷の頻度は少ない．

【軸椎歯突起骨折】

□軸椎歯突起骨折は，骨折部位によりⅠ型，Ⅱ型，Ⅲ型に分類（アン
ダーソンの分類）される．

□軸椎歯突起骨折の分類（アンダーソンの分類）を表1に示す．

表1　軸椎歯突起骨折の分類（アンダーソンの分類）

I型 （歯突起上部の骨折）	・安定性は良好である ・疼痛が軽減するまで安静にする
II型 （歯突起基部の骨折）	・最も発生頻度が高く，転位しやすい ・骨癒合不良で偽関節を生じやすい
III型 （軸椎椎体部に及ぶ骨折）	・骨癒合は良好で，短期の外固定でよい ・小児では骨端線離開となる場合もある

【軸椎関節突起間骨折（ハングマン骨折）】

□首吊り時や交通事故などによる頭頸部の伸展圧迫力や屈曲圧迫力で発生する.

□骨折線は，軸椎関節突起部を上下に走る.

□転位の軽度のものは安静と外固定を行い，転位が明らかなものは頭蓋骨直達牽引（クラッチフィールド）による整復と外固定を行う.

【頸椎椎体楔状圧迫骨折】

□好発部位は第5・6頸椎であり，椎体は楔状を呈する.

□後縦靱帯が損傷されることは少なく，頸椎の安定性がよく，脊髄損傷は少ない.

【ティアドロップ骨折】

□頸椎の屈曲時に軸圧が働き，椎体に三角形の骨片を生じる骨折をいう.

□後縦靱帯の連続性は保たれ，脊髄損傷の合併は少ない.

□治療法としては，ギプスまたはSOMI型頸椎装具などで固定する.

【頸椎棘突起骨折】

□下部頸椎（特に第7頸椎）に好発する.

□発生機序は，ラグビーなどのスポーツ外傷やゴルフスイングなどの急激な筋収縮といった自家筋力によるものが多い.

□繰り返しの牽引による疲労骨折も発生し，スコップ作業者骨折とも呼ばれる. なお，上部胸椎棘突起骨折も同様の機序で発生する.

3. 頸部・体幹の骨折② —— 胸骨の骨折　■ ■ ■ ■ ■

□胸骨の骨折は，交通事故でのハンドル損傷やシートベルト損傷など，直達外力が原因となる場合が多い.

□介達外力によるものは，体幹の強い前屈，まれに過伸展で発生する.

□好発部位は，体部が最も多く，続いて柄体境界部が多い．

□骨折型では，横骨折が最も多い．

□胸式呼吸時に疼痛が誘発されるため，ゆっくりとした腹式呼吸を行う．

□体部骨折では，遠位骨片が近位骨片の前上方に転位し，騎乗する階段状の転位となる．

□合併症として，心挫傷，心タンポナーデ，心原性ショック，血胸，胸管損傷，肋骨・頸椎・胸椎の骨折，縦隔臓器の損傷などがあげられる（バイタルサインの確認が重要となる）．

4. 頸部・体幹の骨折③ —— 肋骨の骨折 ■■■■■

□肋骨の骨折は，直達外力，介達外力，筋の牽引力など，さまざまな原因で発生する．

□肋骨は，前方に胸骨，後方に胸椎が存在し，外力を分散しにくいために骨折を生じやすい．

□第3〜8肋骨に好発し，骨折部の自発痛や限局性圧痛を特徴とし，胸壁動揺や外傷性気胸を伴う場合もある．なお，胸壁動揺とは多発肋骨骨折により吸気時に陥没，呼気時に突出し，正常と逆の運動をする（図3）．

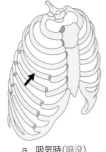 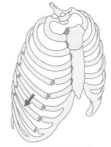

a. 吸気時（陥没）　　　　　b. 呼気時（突出）

図3　胸壁動揺

□第1・2肋骨や浮肋骨での発生はまれである．

□疼痛は，深呼吸や咳などで増強する．

□直達外力による骨折は胸郭内方凸転位，介達外力による骨折は胸郭外方凸転位となる.

□固定は絆創膏固定を行い，座位にて呼気状態で呼吸を停止させて行う.

5. 頸部・体幹の骨折④ ── 胸椎の骨折　■■■■■

【胸椎椎体圧迫骨折】

□第 6〜8 胸椎の後弯部に多く発生する.

□高所からの転落などで発生し，骨粗鬆症の高齢者の場合は軽い尻餅でも発生する.

□背部疼痛や起居動作時の痛み，体幹前屈運動に制限を認める.

□棘突起が後方に突出した亀背・凸背を呈する場合がある.

□受傷後数日経過すると，受傷椎高位に一致する皮膚分節に帯状痛がみられる.

□安定型骨折が多いため，脊髄損傷の合併は少ない.

□ベーラーの反張位で臥床させる.

【胸腰椎移行部椎体圧迫骨折】

□脊柱屈曲位で尻餅をついた際などに椎体前方部が圧迫されて楔状変形を呈するものが多い.

□腸の蠕動運動が低下し，便秘となる場合がある.

□治療法として，ベーラー反張位ギプス固定を行う.

6. 頸部・体幹の骨折⑤ ── 腰椎の骨折　■■■■■

【チャンス骨折】

□シートベルト損傷とも呼ばれる交通事故などで発生する骨折である.

□2 点シートベルトを支点として圧迫力と牽引力が加わり，椎体に水平な骨折線が生じる.

□脊髄損傷の合併は少ない.

【腰椎肋骨突起（横突起）骨折】

□第 3 腰椎肋骨突起に多く発生する.

□転倒した際の直達外力や，腰方形筋または大腰筋の強い収縮力による裂離骨折として発生する.

□立位では痛みはないが，立位から背臥位またはその逆動作，階段昇降で痛みを生じる.

□体幹を健側に側屈すると，疼痛が増強するパイル徴候がみられる.
□直達外力による場合は，肋骨骨折と腎損傷の合併に注意する.

7. 上肢の骨折① —— 鎖骨の骨折　■■■■■

□鎖骨の骨折は，肩部をついての転倒時に発生するなど，介達外力で発生する場合が多く，定型的な骨折は鎖骨中外1/3境界部に好発する.
□直達外力での発生はまれであり，外1/3部（外端部）の発生が多い.
□成人・高齢者では，転位が高度となり第3骨片を生じる場合がある.
□近位骨片は，胸鎖乳突筋の作用により上後方へ転位する.
□遠位骨片は，上肢の自重により前下方に下垂転位し，大胸・小胸筋の緊張により短縮転位する.
□患者は，頭部を患側に傾けて胸鎖乳突筋を弛緩させ，疼痛を緩和する疼痛緩和姿勢をとる.
□臨床症状としては，近位骨片端による変形（上方凸），上肢の運動制限（肩関節外転制限），骨折部の腫脹や限局性圧痛などがみられる.
□整復は，座位整復法や臥位整復法にて行う.
□座位整復法では，患者を椅子に座らせ，第1助手が脊柱に膝頭をあてて両脇に手を入れて両肩を外後方へ引き短縮転位を取り除き，この際，第2助手が患肢の上腕と前腕を把握して上腕と肩甲骨を上外方に持ち上げ，下方転位の遠位骨片を近位骨片に近づけ，さらに両骨折端を両手で把握し，遠位骨片を近位骨片に適合させるよう圧迫を加えて整復する.
□固定は，デゾー包帯法，8字帯固定法，T字状木製板固定法，リング固定法，セイヤー絆創膏固定法などで行う.
□固定は，両側肩甲骨が後上方に挙上した「胸を張った」姿勢で行う.
□セイヤー絆創膏固定法は，転位が少ないものに行われる.
□セイヤー絆創膏固定法では，第1帯で肩を外方に引き，鎖骨の短縮転位を防止し，第2帯で患肢を挙上させて下方転位を防止し，さらに第3帯で前腕の重量で骨折部に圧迫を加える.
□鎖骨骨折の合併症・後遺症として，血管・神経損傷（受傷時の腕神経叢，鎖骨下動脈損傷や固定時の腋窩神経，腋窩動脈損傷など），まれであるが胸膜・肺尖損傷による血胸や気胸，変形治癒，偽関節，変形性関節症（肩鎖関節に発生）などがあげられる.

□偽関節形成による機能的問題は少ない.
□非観血的療法の限界点を表2に示す.

表2　非観血的療法の限界点

①鎖骨外 1/3 部骨折での烏口鎖骨靱帯の断裂
②第 3 骨片が楔状骨片となり，皮膚下で直立して皮膚貫通のおそれがあるもの
③鎖骨下動脈の損傷がある場合
④粉砕骨折など整復位保持が不可能なもの

□小児の場合は，上方凸の屈曲を示す不全骨折になることが多い. なお，両腋窩を持ち抱き上げると号泣する痛みを訴え，ほかの明確な症状がなく見落としやすい.
□幼児の若木骨折では整復不要で，上方からの軽い圧迫操作を行い，8字帯固定を 2～3 週間施行する.

8. 上肢の骨折② ── 肩甲骨の骨折　■■■■■

【肩甲骨骨体部骨折および上・下角骨折（図4）】

□直達外力による発生が多い.
□骨体部骨折では，横骨折となりやすく，転位は少ない.
□上角骨折では，肩甲挙筋の作用によって近位骨片は上内方に転位する.
□下角骨折では，大円筋や前鋸筋の作用によって前外上方に転位する.
□通常，患者は患肢を内転し保持する（患肢内転）.

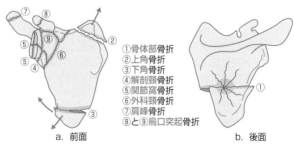

①骨体部骨折
②上角骨折
③下角骨折
④解剖頸骨折
⑤関節窩骨折
⑥外科頸骨折
⑦肩峰骨折
⑧と⑨烏口突起骨折

a. 前面　　　　　　　　b. 後面
図4　肩甲骨辺縁部と体部に発生する骨折

□骨折部に一致した限局性圧痛や皮下出血斑が認められる.

□筋内出血では，外転障害がみられ腱板損傷に似た症状を呈する.

□肋骨骨折やこれによって生じる血胸・気胸を合併する場合がある.

□転位がない場合は，三角巾で吊るか，絆創膏による固定を行う.

【関節窩骨折（図4）】

□上腕骨頭が前下方関節窩の破壊（バンカート損傷）により内方へ移動し，肩峰が突出する.

□肩関節前方脱臼に合併する場合がある.

【外科頸骨折（図4）】

□肩甲骨頸部骨折では，解剖頸骨折より外科頸骨折が多く発生する.

□肩関節前方脱臼との鑑別が必要である（合併ではない）.

【肩峰骨折（図4）】

□直達外力によるものが多く，一般に転位は軽微である.

□介達外力による場合は，三角筋の牽引力によって生じる.

【烏口突起骨折（図4）】

□発生は直達外力が主であるが，小胸筋の牽引により発生することもある.

□単独骨折はまれで，肩関節上方脱臼，肩鎖関節上方脱臼を伴うものがある.

9. 上肢の骨折③ ── 上腕近位部の骨折　■■■■■

□主に介達外力によって発生し，少年期と高齢者に多い.

□直達外力による場合は，青壮年にも発生する.

□上腕近位部骨折は，結節上骨折と結節下骨折，骨端線離開などに分類される（表3）.

表3　上腕近位部骨折の分類

結節上骨折	骨頭骨折	関節包内
	解剖頸骨折	
結節下骨折	外科頸骨折	関節包外
	大結節単独骨折	
	小結節単独骨折	
	結節部貫通骨折	
骨端線離開	──	

【骨頭骨折・解剖頸骨折】

□ 単独損傷はまれで，関節内骨折である.

□ 激突などにより肩部を強打し発生する.

□ 関節内骨折のため変形は少ない.

□ 関節内血腫，機能障害があり，自発痛や運動痛が大である.

□ 関節包外骨折に比べて腫脹は少ない.

□ 固定は，肩関節外転 70〜80°，水平屈曲 30〜40°で行う.

□ 骨頭壊死に陥るのは，骨頭骨折と解剖頸骨折の 2 つである.

【外科頸骨折】

□ 介達外力によることが多く，高齢者に多い.

□ 介達外力によるものは，肘や手をつき発生する.

□ 直達外力によるものは，肩をついて転倒し，三角筋部を強打して発生する.

□ 遠位骨片が外転位する外転型骨折と，遠位骨片が内転位する内転型骨折がある.

□ 外転型骨折のほうが多く発生する.

□ 外転型骨折では，骨折血腫が著明である（関節内血腫ではない）.

□ 外転型骨折では，肩関節前方脱臼に類似の外観（上腕軸が軽度外転位）を呈する.

□ 外転型骨折では，皮下出血斑は上腕内側部（腋窩）〜肘部，前胸部に出現する.

□ 外転型骨折の骨片転位を表 4 に示す.

表 4　外転型骨折の骨片転位

骨　片	転　位
近位骨片	軽度内転位
遠位骨片	前内上方転位・軽度外転
骨折部	前内方凸変形
骨　軸	内方へ向く
上腕軸	外転

□ 外転型骨折の固定は，内転位で施す（ハンギングキャスト法など）.

□ ハンギングキャスト法の外転型骨折に対する適応と禁忌を表 5 に示す.

表5 ハンギングキャスト法の外転型骨折に対する適応と禁忌

適 応	・嵌合骨折の場合 ・転位の傾向が少ない場合 ・屈曲転位だけの場合 ・徒手整復が十分に行えた場合
禁 忌	・背臥位を必要とする場合 ・小児の場合 ・治療に対する協力を得られない場合 ・意識障害がある場合 ・横骨折の場合

□外転型骨折の合併症として，肩関節脱臼，腋窩動脈の圧迫損傷，腋窩神経損傷，および固定中にみられる骨頭の下方移動に伴う関節不安定症などがあげられる.

□上腕骨外科頸外転型骨折と肩関節烏口下脱臼の鑑別を表6に示す.

表6 上腕骨外科頸外転型骨折と肩関節烏口下脱臼の鑑別

鑑別診断	上腕骨外科頸外転骨折	肩関節烏口下脱臼
好発年齢	高齢者	青壮年
外 観	腫脹（血腫のため）	三角筋膨隆の消失
骨頭位置	肩峰下に触知	肩峰下の空虚
運 動	関節運動制限	弾発性固定

□内転型骨折の骨片転位を表7に示す.

表7 内転型骨折の骨片転位

骨 片	転 位
近位骨片	軽度外転位・外旋位
遠位骨片	前内上方転位・軽度内転位
骨折部	前外方凸変形
骨 軸	外方へ向く
上腕軸	内転

□内転型骨折では，外転位固定を施す（ミッデルドルフ三角副子を使用する）.

【大結節単独骨折】

□上腕骨大結節部の強打による直達外力や付着筋（回旋腱板）による裂離骨折として発生する.

□肩関節前方脱臼に合併して発生する場合が多い.

□転位が著しい場合は，肩関節外転・外旋位に固定する.

【小結節単独骨折】

□上腕骨小結節部の強打による直達外力や付着筋による裂離骨折として発生するが，きわめてまれである.

□肩関節後方脱臼に合併して発生する場合がある.

□合併症として，上腕二頭筋長頭腱脱臼があげられる.

【近位骨端線離開】

□骨端線部の強打などによる直達外力や，まれではあるが分娩時に生じる.

□骨折線は関節包内外にわたるが，新生児の場合は骨端線に限る.

□腫脹，疼痛が著しい.

□上肢は内旋して下垂し，自動運動はほとんど不能である.

□近位骨端線離開は，Salter-Harris（SH）-Ⅱ型となることが多い.

□リトルリーガーズショルダーは，SH-Ⅰ型である.

□敬礼位（肩関節外転 90°以上・水平屈曲 45°・外旋位，肘関節屈曲 90°）に固定する.

□成長障害に注意する必要がある.

10. 上肢の骨折④ ── 上腕骨骨幹部の骨折 ■■■■■

□上腕骨骨幹部の骨折は，直達外力によるものは横骨折になりやすく，介達外力によるものは螺旋骨折や斜骨折になりやすい.

□介達外力によるものには，自家筋力作用による捻転骨折もある（投球骨折，腕相撲骨折など）.

□皮下出血斑は，上腕内側から肘関節および前腕内側に出現する.

□前腕の回旋運動，手関節運動は可能である.

□三角筋付着部より近位での骨折では，近位骨片は大胸筋，大円筋，広背筋の作用で内方へ転位し，遠位骨片は三角筋，上腕二頭筋，上腕三頭筋，烏口腕筋の作用で外上方へ転位する.

□三角筋付着部より遠位での骨折では，近位骨片は三角筋の作用により外上方へ転位，遠位骨片は上腕二頭筋，上腕三頭筋，烏口腕筋の作

用により後上方へ転位する.

□螺旋状骨折では，近位骨片は内転・内旋転位し，遠位骨片は外転・外旋転位する.

□上腕骨骨幹部骨折転位と筋の関係を**表8**に示す.

表8　上腕骨骨幹部骨折転位と筋の関係

骨折部	三角筋付着部より近位	三角筋付着部より遠位
転位方向	前内方凸変形	前外方凸変形

□初期は整復位固定を行い，初期安静期がすぎたらサルミエントなどの機能的装具療法（ファンクショナルブレース）などを応用して筋萎縮や関節拘縮を予防する.

□三角筋付着部より近位の骨折の場合は肩関節内転位に固定，三角筋付着部より遠位骨片の場合はミッデルドルフ三角副子を使用して肩関節外転位に固定する.

□骨折部が緻密質であるため仮骨形成が遅く，骨癒合に横骨折で10週間，斜骨折で8週間と遅くなる.

□合併症として，偽関節（特に中央部，遠位1/3の横骨折）や橈骨神経麻痺を生じやすい.

□偽関節が発生しやすい理由として，「横骨折では接触面積が小さい」「緻密質である」「整復位保持が困難である」ことがあげられる.

□橈骨神経麻痺は，「受傷時の一時的損傷」や「仮骨による圧迫で生じる二次的損傷（遅発性橈骨神経麻痺）」によって起こる.

□予後は，多少の変形を残しても機能障害は少ない.

□骨折部が肘関節に近いほど，内反変形を起こしやすい.

11. 上肢の骨折⑤ —— 上腕骨遠位部の骨折 ■ ■ ■ ■ ■

□幼少年期に好発し，変形や機能障害に陥りやすい.

□上腕骨遠位部の骨折は，顆上骨折，外顆骨折，内側上顆骨折などに分けられる.

【上腕骨顆上骨折】

□幼少年期に好発し，肘関節周辺の骨折のうち最も頻度が高い.

□発生機序により，伸展型骨折と屈曲型骨折が分けられ，発生頻度は伸展型のほうが高い（図5）.

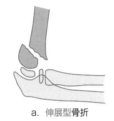

a. 伸展型骨折　　　　b. 屈曲型骨折

図5　上腕骨顆上骨折

□伸展型骨折は，肘関節伸展位で手をついて転倒し，肘関節に前方凸の屈曲力が作用して生じる.

□伸展型骨折の骨折線は，前下方から後上方に走り，遠位骨片は後上方・内旋へ転位する.

□伸展型骨折では，近位骨片の転位によりディンプルサインがみられることもある.

□屈曲型骨折は，肘関節屈曲位で手をついて転倒し，肘関節に後方凸の屈曲力が作用して生じる.

□屈曲型骨折の骨折線は，後方から前上方に走り，遠位骨片は前上方へ転位する.

□腫脹は，肘全周に著明で，肘関節屈伸運動障害がある.

□肘関節の前後径は，短縮転位のため増大する.

□肘関節の横径は，側方転位のため増大する.

□健側と比較して，前腕は短縮してみえる.

□伸展型骨折は，肘関節後方脱臼と類似の変形を呈する.

□肘関節診断の要点を**表9**に示す.

表9 肘関節診断の要点

	上腕骨顆上伸展型骨折	肘関節後方脱臼
年 齢	幼少年に多い	青壮年に多い
ヒューター線	肘頭正常位	肘頭高位
ヒューター三角	二等辺三角形を保つ	二等辺三角形が乱れる

□伸展型骨折は，肘関節屈曲 90〜100°，前腕回内位で固定を行う.

□屈曲型骨折は，肘関節屈曲 80〜90°，前腕回内・回外中間位で固定を行う.

□上腕骨顆上骨折の合併症には，前腕屈筋群（特に深指屈筋）の阻血性拘縮，橈骨・正中・尺骨神経の損傷（伸展型では尺骨神経損傷まれ），肘関節屈側の軟部組織損傷による皮下血腫などがある.

□上腕骨顆上骨折の後遺症には，フォルクマン拘縮（手関節軽度屈曲，MP 過伸展，IP 屈曲），暴力的な徒手矯正で発生する骨化性筋炎，内反肘変形（銃剣変形），傾斜角の整復不全で生じる屈曲障害がある.

□内反変形を残した場合，運搬角（CA）は減少する.

□骨折線が不明で上腕骨顆上骨折を疑う場合，ファットパッドサインは骨折を示唆する.

【上腕骨外顆骨折】

□肘関節周辺の骨折では，顆上骨折に次いで多くみられ，特に幼少年期（4〜8 歳）に好発する.

□発生機序により，pull off 型と push off 型に分けられる.

□pull off 型は，肘関節伸展位で手をつき，肘関節に内転力が働いて前腕伸筋群の牽引力により発生する.

□push off 型は，肘関節伸展位または軽度屈曲位，前腕回内位で手をつき，肘関節に外転力が働いて橈骨頭に突き上げられて発生する.

□骨片は，肘前方へ回転転位する場合があり，このような場合は観血療法の適応となることが多い.

□偽関節を形成しやすく，成長が阻害されて外反肘となり，遅発性尺骨神経麻痺を起こす場合がある.

【上腕骨内側上顆骨折】

□少年期から思春期（7〜13歳）に好発し，12〜15歳では骨端線離開を呈する．

□直達外力によるものはまれで，急激な外転強制による前腕屈筋や内側側副靱帯の牽引で発生する介達外力によるものが多い．

□肘関節脱臼に合併することが多い．

□骨片（内側上顆骨片）は，前腕屈筋や内側側副靱帯の作用で前下方へ転位する．

□内側支持機構が失われて外反肘を呈する．

□内側上顆骨折は，関節包外骨折なので関節血腫は生じない．

□転位がある場合は，前腕回内位，手関節軽度掌屈位（屈筋群をゆるませる）で固定する．

□後遺症として，肘関節伸展障害や尺骨神経麻痺があげられる．

12.　上肢の骨折⑥ —— 前腕骨の骨折　■■■■■

【橈骨近位端部骨折】

□橈骨頭の骨折は成人に好発，橈骨頸の骨折は小児に好発，また小児においては骨端線離開もみられる場合がある．

□直達外力による発生は少なく，前腕回内位で手をつくことによる介達外力によって発生する場合が多い．

□腫脹は一般に軽度であるが，関節包内骨折であるため関節内血腫がみられる．

□前腕回旋障害（特に肘関節伸展位での回外運動時に激痛）や外反変形がみられる．

□固定は，肘関節90°屈曲，前腕回外位で行う．

□成長障害により外反肘変形を生じる場合がある．

【肘頭骨折】

□成人に好発し，小児にはまれである．

□肘関節屈曲位で肘頭をつくなど，直達外力による発生が多く，粉砕骨折となる場合もある．

□介達外力によるものとして，以下のような場合がある．

　・肘関節過伸展で肘頭が肘頭窩と激突し発生する骨折．

　・上腕三頭筋の牽引力による裂離骨折．

□骨折線が滑車切痕に入る完全骨折が多く，関節内骨折となることが多い．

□近位骨片は，上腕三頭筋の作用により近位方向へ転位する（延長転位）．

□肘関節部の腫脹が著明で，波動を触れることもある．

□骨折部に陥凹を触知する．

□肘関節の自動屈曲は可能であるが，自動伸展は制限される．

□合併症として，肘関節前方脱臼，尺骨神経麻痺などがみられる．

□整復は，肘関節伸展位で近位骨片に直圧を加えて遠位骨片と適合させる．

□固定は，肘関節伸展位，前腕回外位で行う．

【橈骨骨幹部骨折】

□前腕橈側部を強打による直達外力や，手掌をついて転倒あるいは落下などの介達外力によって生じる．

□円回内筋付着部より近位の骨折では，近位骨片は回外筋と上腕二頭筋の作用で回外・屈曲位に，遠位骨片は円回内筋と方形回内筋の作用により回内位となる．

□円回内筋付着部より遠位の骨折では，近位骨片は回外筋・上腕二頭筋・円回内筋との拮抗により回内・回外位中間位，遠位骨片は方形回内筋の作用により回内位となる．

□円回内筋付着部より近位の骨折では，肘関節 90°屈曲，前腕回外位で固定する．

□円回内筋付着部より遠位の骨折では，肘関節 90°屈曲，前腕中間位で固定する．

【ガレアジ骨折】

□橈骨骨幹部中下 1/3 境界部付近の骨折に遠位橈尺関節部での尺骨脱臼を伴ったものを指し，逆モンテギア骨折とも呼ばれ，成人に起こるまれな骨折である．

□尺骨頭が背側に脱臼したものと尺骨頭が掌側に脱臼したものがあり，表 10 に示す．

□不安定型の骨折であり，多くは観血療法の適応となる．

□合併症として，尺骨神経麻痺などがあげられる．

表10　ガレアジ骨折

尺骨頭が背側に脱臼したもの	尺骨頭が掌側に脱臼したもの
・橈骨遠位骨片は掌側に屈曲転位し，尺骨頭は背側に脱臼する（背側凸）	・橈骨遠位骨片は背側に屈曲転位し，尺骨頭は掌側に脱臼する（掌側凸）
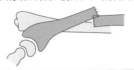	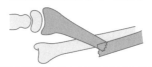

【尺骨骨幹部骨折】
□発生頻度は低く，直達外力による発生が多い.
□骨幹部遠位1/2部に好発する.

【モンテギア骨折】
□尺骨骨幹部上中1/3境界部付近の骨折に橈骨頭の脱臼を伴ったものを指す.
□伸展型と屈曲型に分けられ，伸展型のほうが発生頻度は高い.
□モンテギア骨折の伸展型と屈曲型を表11に示す.

表11　モンテギア骨折

伸展型	屈曲型
・尺　骨→前外方凸の屈曲変形 ・橈骨頭→前外側に脱臼	・尺　骨→後方凸の屈曲変形 ・橈骨頭→後方に脱臼

□骨折の整復後に，脱臼の整復を行う.
□伸展型は，肘関節鋭角屈曲位，前腕回外位で固定する.
□伸展型は，固定性が悪いため，観血療法が選択されることが多い.
□屈曲型は，肘関節伸展位，前腕回外位で固定する.
□屈曲型は，安定性が良好であり，多くが非観血的に治療される.
□後遺症として，橈骨頭の再脱臼，尺骨骨折の遷延治癒または偽関節，

尺骨骨幹部の屈曲変形治癒による回旋障害，橈骨神経（後骨間神経）麻痺などがあげられる．

【橈・尺両骨骨幹部骨折】

□直達外力による場合は，横骨折が多く，両骨の骨折部が同高位となりやすい．

□介達外力による場合は，斜骨折が多く，橈骨の骨折部のほうが高位となりやすい．

□円回内筋付着部より近位の骨折では，近位骨片は回外筋，上腕二頭筋の作用で回外・屈曲位に，遠位骨片は円回内筋，方形回内筋の作用により回内位となる

□円回内筋付着部より遠位の骨折では，近位骨片は回外筋，上腕二頭筋と円回内筋との拮抗により回内・回外位中間位，遠位骨片は方形回内筋の作用により回内位となる．

□橈・尺両骨骨幹部骨折は，難治性となりやすい．**表 12** に，その理由を示す．

表 12　難治の理由

①2 本の骨を同時に整復することは，解剖学的に困難である
②筋の作用で再転位が起こりやすい
③骨折部の面積が小さく血行も豊富でない（遷延治癒，偽関節）
④同高位の骨折では，橋状仮骨をつくることがある（回旋障害）
⑤強固な固定が必要なため，末梢の循環障害の危険がある

□円回内筋付着部より近位の骨折では，肘関節 90°屈曲，前腕回外位で固定する．

□円回内筋付着部より遠位の骨折では，肘関節 90°屈曲，前腕中間位で固定する．

□後遺症として，変形治癒，偽関節，遷延治癒，阻血性拘縮，前腕回旋障害，橈尺骨の癒合（橋状仮骨，架橋仮骨）があげられる．

【橈骨遠位端部骨折】

□発生頻度は高く，幼児から高齢者まで広く好発する．

□幼小児では，若木骨折，竹節状骨折，骨端線離開になりやすい．

□年長児から成人では，手関節より 1〜3 cm 近位部の完全骨折となりやすい．

□橈骨遠位端部骨折には，伸展型骨折のコーレス骨折や屈曲型骨折のスミス骨折などがあり，辺縁部骨折には掌側バートン骨折，背側バートン骨折，ショウファー骨折などがある（図6）.

掌側バートン骨折

背側バートン骨折

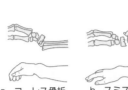

a. コーレス骨折
（橈骨遠位端部伸展型骨折）

b. スミス骨折
（逆コーレス骨折）

c. バートン骨折

d. シュウファー骨折
（自動車運転骨折）

図6　橈骨遠位端部骨折の骨折型

1) コーレス骨折の特徴を以下に示す.

□直達外力によるものはまれで，手掌をついて転倒した際に橈骨遠位端部に掌側凸の屈曲力が働き，この時に前腕遠位部に過度な回外の捻転力が加わることによる介達外力が多い.

□側面における骨折線は，手関節の1〜3cm近位の掌側から斜め背側近位へ走る.

□正面における骨折線は，橈側近位から斜めに尺側遠位へ走る.

□遠位骨片は，背側転位，橈側転位，短縮転位，回外転位となる.

□遠位骨片の背側転位が高度になり，近位骨片に騎乗して短縮するとフォーク状変形となる.

□遠位骨片の橈側転位が高度になり，遠位橈尺関節が脱臼し，尺骨茎状突起が突出すると銃剣状変形となる.

□前腕遠位部，手関節，手部にまで及ぶ，高度な腫脹がみられる.

□前腕回外運動，母指と示指でつまむ運動，手関節運動などに機能障害がみられる.

□転位が軽度の骨折には牽引直圧法が，転位が高度な骨折には屈曲整復法が応用される.

□固定は，肘関節90°屈曲位，前腕回内位，手関節軽度掌屈・尺屈位で行う．なお，コットン・ローダー肢位（強度掌尺屈回内位）で固定すると合併症が発生する.

□合併症を**表13**にまとめる.

表13　コーレス骨折の合併症

①尺骨茎状突起骨折
②手根骨骨折（舟状骨）
③遠位橈尺関節脱臼
④月状骨脱臼
⑤橈骨神経・尺骨神経・正中神経の損傷
⑥長母指伸筋腱断裂（併発することはほぼない）
⑦手根管症候群（正中神経麻痺）
⑧指・手・肘・肩関節の拘縮
⑨変形性関節症
⑩骨端線損傷による成長障害
⑪前腕回旋運動障害
⑫反射性交感神経性ジストロフィー（ズデック骨萎縮）

2) スミス骨折（逆コーレス骨折）の特徴を以下に示す.

□発生頻度は，コーレス骨折と比較してまれである.

□手関節屈曲位で手背をついた際の橈骨遠位端部に働く背側凸の屈曲力や，転倒時に手掌をつき手関節の過度な回内によって生じる捻転力などによって発生する.

□骨折線は，手関節の1〜3cm近位の背側からやや斜め掌側近位へ走る.

□遠位骨片は，掌側転位，橈側転位，短縮転位，回内転位となる.

□遠位骨片の高度な掌側転位では，鋤型変形となる.

□固定は，肘関節90°屈曲位，前腕回外位，手関節軽度背屈・尺屈位で行う.

3) バートン骨折の特徴を以下に示す.

□手をついて倒れた時に，橈骨遠位端と手根骨が衝突して発生する関節内の脱臼骨折である.

□遠位骨片が手根部とともに掌側に転位するものを掌側バートン骨折，背側に転位するものを背側バートン骨折という.

□掌側・背側ともに骨片の安定性が悪く，観血療法の適応が多い.

□背側バートン骨折では，手関節軽度背屈位，前腕回外位，肘関節90°屈曲位で固定する.

□掌側バートン骨折では，手関節軽度掌屈位，前腕中間位，肘関節90°屈曲位で固定する.

4) ショウファー骨折の特徴を以下に示す.

□手関節への急激な屈曲強制による橈骨茎状突起の関節内骨折である.

□固定は，肘関節 90° 屈曲位，手関節尺屈位で行う.

5) 橈骨遠位端骨端線離開の特徴を以下に示す.

□転倒した際に，手関節背屈位で手掌をつき発生し，ときに骨端軟骨の圧挫損傷が起こる.

□ソルター・ハリス分類のⅠ・Ⅱ型で，遠位骨片が背側へ転位するものが多い.

□骨端軟骨の早期閉鎖によって成長障害が生じる場合がある.

13. 上肢の骨折⑦ —— 手根骨部の骨折　■ ■ ■ ■ ■

【舟状骨骨折】

□手根骨の骨折で，最も発生頻度が高く，青壮年に好発する.

□手掌をつき，手関節背屈・橈屈強制によって発生する.

□結節部骨折，遠位 1/3 部骨折，中央 1/3 部（腰部）骨折，近位 1/3 部骨折の 4 つに分類される（**図 7**）.

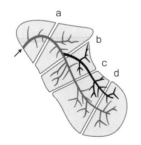

a：結節部骨折
b：遠位 1/3 部骨折
c：中央 1/3 部（腰部）骨折
d：近位 1/3 部骨折

図 7　舟状骨骨折の分類

□舟状骨骨折の中で，中央 1/3 部（腰部）骨折の発生頻度が最も高い.

□snuff box 部を中心とする腫脹・圧痛がみられ，手関節の橈屈・背屈時に疼痛が増強する. なお，snuff box とは長・短母指伸筋腱，長母指外転筋腱，橈骨茎状突起で囲まれる部位である.

□第 1・2 中手骨の軸圧痛がみられる.

□握手をすると手根部に疼痛が誘発される.

□陳旧例では, 手関節運動制限や脱力感がみられる.

□疼痛のため腕立て伏せができない（プッシュアップペイン）.

□固定は, 手関節軽度橈屈・背屈位で行う.

□固定期間は, 中央 1/3 部骨折では 8～12 週, 遠位および結節部骨折では 6～8 週とする.

□後遺症として, 偽関節や近位骨片の阻血性壊死などがあり, 難治性となりやすい. その理由を表 14 に示す.

表 14　舟状骨骨折難治性の理由

①手関節運動に際して剪断力が働きやすい
②血液供給が絶たれやすい（近位骨片）
③関節内骨折のため, 骨膜性仮骨形成が期待できない

【有鈎骨鈎骨折】

□テニスラケットやゴルフクラブのグリップエンドが衝突し発生する.

□野球の右打者では, 左手に好発する.

□症状として, 限局性圧痛, 握力低下がみられる.

□陳旧例では, 小指の深・浅屈筋腱断裂, ギヨン管症候群（尺骨神経麻痺）がみられる.

【月状骨骨折】

□手関節を背屈位で手を激しくついた際に, 月状骨が橈骨と有頭骨に圧迫されて発生する.

□第 3・4 指の軸圧痛がみられる.

14. 上肢の骨折⑧ ── 中手骨の骨折 ■■■■■

□中手骨骨折は, 骨頭部骨折, 頸部骨折, 骨幹部骨折, 基底部骨折に分類される.

【中手骨骨頭部骨折】

□直達外力が主で, ほとんどが粉砕骨折の型をとり, 関節症に移行しやすい.

【中手骨頸部骨折】

□ボクサー骨折やパンチ骨折とも呼ばれる.

□拳を強打して発生することが多く, 第 4・5 中手骨の発生頻度が高い.

□外力や虫様筋，骨間筋の作用により，遠位骨片が掌側に屈曲し，背側凸変形を呈する．

□骨頭の隆起（ナックルパート）が消失する．

□整復は，**表15** の手順で行う．

表15　中手骨頸部骨折の整復法

① MP 関節 90° 屈曲させる（側副靱帯を緊張させるため）
②中手骨長軸方向に末梢牽引を行う
③遠位骨片を背側へ突き上げる
④近位骨片端を掌側へ圧迫する

□固定は，手関節軽度背屈位，MP 関節 40〜70° 屈曲位，IP 関節軽度屈曲位で行う．

□固定期間は，5〜6 週間とする．

【中手骨骨幹部骨折（横骨折）】

□直達外力による手背の強打などで発生し，開放性骨折になる場合も多い．

□骨折部は背側凸変形となる（中手骨頭は掌側に突出し，MP 関節が掌側へ偏位する）．

□変形の作用筋は骨間筋が主となり，さらに虫様筋や浅・深指屈筋の牽引力も転位に関わる．

【中手骨骨幹部骨折（斜骨折および螺旋状骨折）】

□拳で物を強打した際の介達外力によって生じる．

□骨片転位は，回旋転位，短縮転位を生じ，屈曲転位は起こらない．

□中手骨を深横中手靱帯が一側からしか支持していないため，第 2・5 中手骨では強く出現する．

□短縮転位は機能面ではあまり問題ないが，回旋転位は軽微でも障害が大きい．

□回旋転位は，オーバーラッピングフィンガーの原因となり，第 2・5 中手骨で強く出現する．

【ベネット（Bennett）骨折】

□ベネット骨折は，第 1 中手骨基部掌尺側面の脱臼骨折である．

□母指を屈曲・内転した位置で，末梢より介達外力が加わった場合や，母指に外転強制力が働いた時に発生する．

□遠位骨片は，長母指外転筋の作用により橈側に短縮転位する（**図8**）．

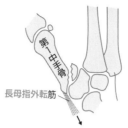

図8 ベネット骨折

□近位骨片（第１中手骨基底尺側部分）は，原位置にあり大菱形骨と正常な位置関係を保つ.

□母指内転筋の作用により，母指全体が内転位をとる（内転屈曲変形）.

□固定は，手関節を伸展・橈屈位にし，第１中手骨最大外転位で行う（整復は容易だが，固定は困難である）.

□遠位骨片は，長母指外転筋により容易に再転位しやすい.

【ローランド（Roland）骨折】

□ローランド骨折は，第１中手骨基底部複合骨折である.

□ベネット骨折にみられる掌尺側の小骨片に加え，背側にも小骨片を有する関節包内の複合骨折である.

【逆ベネット骨折】

□逆ベネット骨折は，第５中手骨基部骨折である.

□遠位骨片（大部分の第５中手骨）は，尺側手根伸筋に牽引されて脱臼する.

□近位骨片は，三角形を呈して第１手根中手骨（CM）関節内に残る.

□手指部の浮腫の継続は，MP 関節の伸展位拘縮の原因となる.

15. 上肢の骨折⑨ —— 指骨の骨折 ■■■■■

【基節骨骨折】

□基節骨骨折は，比較的に発生頻度の高い骨折である.

□基節骨骨折は，骨幹部骨折，骨頭部骨折，頸部骨折，基部骨折に分けられる.

□基節骨骨幹部骨折の近位骨片は，虫様筋や骨間筋の作用により掌側に屈曲転位となる．

□基節骨骨幹部骨折の遠位骨片は，指背腱膜の作用により背側へ屈曲転位となる．

□基節骨骨幹部骨折全体で掌側凸変形となる．

□基節骨骨幹部骨折では，手関節 30°伸展，MP 関節 30°，近位指節間（PIP）関節 70°，遠位指節間（DIP）関節 20°屈曲位で固定する．

□基節骨骨幹部骨折の固定期間は，3 週間である．

□基節骨骨幹部骨折の発生頻度は，比較的に高い．

□基節骨基部骨折では，掌側凸変形を呈する．

【中節骨骨折】

□中節骨骨折は，基節骨骨折と比較して発生頻度が低い．

□中節骨骨折は，頸部骨折，骨幹部骨折，基部骨折，掌側板付着部裂離骨折に分けられる．

□中節骨骨幹部骨折では，骨折部が浅指屈筋腱付着部より近位に位置するか，遠位に位置するかによって転位が逆となる．

□浅指屈筋腱付着部より近位の中節骨骨幹部骨折では，近位骨片は伸筋腱の牽引力により背側転位，遠位骨片は浅指屈筋腱の牽引力により掌側転位となり，全体として背側凸変形を呈する．

□浅指屈筋腱付着部より遠位の中節骨骨幹部骨折では，近位骨片は浅指屈筋の牽引力により掌側転位となり，全体として掌側凸変形を呈する．

□指骨骨折で掌側凸変形を呈するのは，基節骨骨折，中節骨骨折の浅指屈筋腱付着部より遠位の骨折だけである．

□浅指屈筋腱付着部より近位の中節骨骨幹部骨折では，手関節伸展，MP 関節軽度屈曲位，PIP・DIP 関節伸展位で固定する．

□浅指屈筋腱付着部より遠位の中節骨骨幹部骨折では，手関節伸展，MP 関節軽度屈曲，PIP・DIP 関節屈曲位で固定する．

□中節骨掌側板付着部裂離骨折は，指の過伸展強制で発生し，発生頻度が高い．なお，PIP 関節背側脱臼に合併して起こることもある．

□中節骨掌側板付着部裂離骨折では，他動的伸展で背側方向への不安定性がみられる．

【末節骨骨折】

□指骨の中で最も発生頻度が高い．

□中指が最も多く，次いで母指に好発する.

□深指屈筋の付着部より近位部の骨折では，近位骨片は背側転位または原位置，遠位骨片は深指屈筋の牽引力により掌側転位となり，全体として背側凸変形を呈する.

□深指屈筋腱の付着部より遠位部の骨折では，爪に保護されているため転位はほとんどない.

【マレットフィンガー（ハンマー指）】

□野球などの球技でしばしば発生し，ベースボールフィンガーやドロップフィンガーとも呼ばれる.

□マレットフィンガーは，表16のように分類される.

表16　遠位指節間関節損傷の分類

Ⅰ型	終止腱の断裂
Ⅱ型	終止腱の停止部での裂離骨折
Ⅲ型	末節骨背側関節面を含む骨折

□Ⅰ型，Ⅱ型は過屈曲強制による損傷で発生し，Ⅲ型は過伸展強制による損傷で発生する.

□DIP関節は屈曲し，自動伸展不能となる.

□Ⅰ型，Ⅱ型の固定法は，MP関節軽度屈曲位，PIP関節90°屈曲位，DIP関節過伸展位で固定する.

□Ⅲ型の固定法は，MP関節軽度屈曲位，PIP関節軽度屈曲位，DIP関節伸展位で固定する.

□固定期間はⅠ型で6～8週，Ⅱ型とⅢ型で5～6週である.

16. 下肢の骨折① —— 骨盤の骨折　■■■■■

□交通事故や高所からの転落などの高エネルギー損傷によって発生する場合が多い.

□高齢者では，軽微な外力で生じる場合もある.

□骨盤の骨折は，骨盤輪の連続性が保たれている骨盤骨単独骨折と骨盤輪の連続性が断たれた骨盤輪骨折に大別される.

□骨盤骨単独骨折で合併症のない場合は，骨癒合が得られれば一般的に予後はよい.

□骨盤骨単独骨折は，さらに腸骨翼単独骨折，恥骨単独骨折，坐骨単独骨折，仙骨単独骨折，尾骨単独骨折，腸骨稜裂離骨折，上前腸骨棘裂離骨折，下前腸骨棘裂離骨折，坐骨結節裂離骨折に分けられる．

【腸骨翼単独骨折（デュベルニー骨折）】

□腸骨への直達外力で起こる．

□腸骨翼骨片は，内・外腹斜筋，腰方形筋によって上外方に転位する．

□転子果長は正常であるが，棘果長は長くなる場合がある．

【恥骨単独骨折】

□直達外力によるものが多い．

□恥骨上枝部の骨折では，腫脹や皮下出血斑は鼠径部に現れる．

□合併症として，恥骨結合離開や尿道損傷などがあげられる．

【坐骨単独骨折】

□直達外力によるものが多く，転倒や転落による坐骨部の強打で発生する．

□半腱様筋，半膜様筋，大腿二頭筋の牽引による裂離骨折もある．

□骨片は下方へ転位し，股関節の伸展力が低下する．

【仙骨単独骨折】

□直達外力により横骨折となることが多く，骨片は前方骨盤腔内へ転位することが多い．

【尾骨単独骨折】

□直達外力により生じ，遠位骨片が前方へ屈曲転位することが多い．

□転位の大きいものは，直腸の損傷に注意する．

【腸骨稜裂離骨折】

□野球の空振り時などの身体をねじるような動作で発生し，その多くは外腹斜筋の作用で起こる．

【上前腸骨棘裂離骨折】

□縫工筋，大腿筋膜張筋の牽引力により発生し，骨片は外下方へ転位することが多い．

□膝関節を屈曲しながらの股関節屈曲・外転・外旋力の低下がみられる．

【下前腸骨棘裂離骨折】

□サッカーのキック時など，大腿直筋の急激な収縮や過伸張で発生する．

【坐骨結節裂離骨折】

□ハムストリングス（大腿二頭筋長頭筋・半膜様筋・半腱様筋）の牽引力で発生する場合と，大内転筋の牽引力による両下肢の急激な外転

動作で発症する場合がある.

【骨盤輪骨折】

□大量出血による出血性ショックや臓器損傷などを合併することが少なくない. なお, 骨盤輪骨折の分類を**図9**に示す.

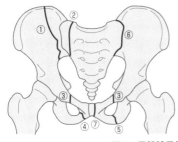

①腸骨骨折
②仙骨骨折
③恥骨上枝骨折
④恥骨下枝骨折
⑤坐骨骨折
⑥仙腸関節離開
⑦恥骨結合離開
①～③～④
②～③～④ } マルゲーニュ骨折
⑥～⑦

図9　骨盤輪骨折の分類

□恥骨上・下枝骨折が両側にみられる場合は, 膀胱や尿道損傷の合併が半数近くにみられる.

□背臥位で, 膝関節伸展位のまま下肢を挙上することができない.

□1カ所の骨折や安定性のよい2カ所の骨盤輪骨折の治療法では, キャンバス牽引法や直達牽引法で3～5週間固定する.

【マルゲーニュ骨折】

□骨盤輪骨折の中で, 同側の恥骨上・下枝や恥骨上枝と坐骨の骨折に仙腸関節や恥骨結合の離開, 腸骨後部や仙骨が垂直に重複して骨折している場合は, これを垂直重複骨折（マルゲーニュ骨折）という.

□外見上, 下肢の短縮が証明されるが, 棘果長は健側と変化がないことを特徴とする.

17. 下肢の骨折② —— 大腿骨近位端部の骨折 ■■■■■

□大腿骨近位端部の骨折は, 骨頭骨折, 頸部骨折, 転子部骨折, 転子下骨折に分類される（**図10**）.

第12章　柔道整復理論—各論

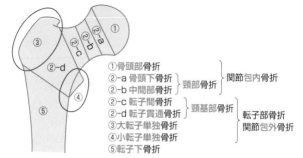

①骨頭部骨折
②-a 骨頭下骨折 ｝
②-b 中間部骨折 ｝頸部骨折 ｝関節包内骨折

②-c 転子間骨折 ｝
②-d 転子貫通骨折 ｝頸基部骨折 ｝転子部骨折
③大転子単独骨折 ｝関節包外骨折
④小転子単独骨折
⑤転子下骨折

図10 大腿骨近位端骨折の分類

【大腿骨骨頭部骨折】
□関節包内骨折であり，発生はまれである.
□高エネルギー外傷（ダッシュボード損傷や労働災害）で生じることが多い.
□股関節脱臼を合併することが多い.
□合併症として，阻血性大腿骨頭壊死や変形性股関節症があげられる.
□徒手整復は困難であることが多く，観血療法の適応となりやすい.
□治療では，比較的に早期から自動運動を開始する.

【大腿骨頸部骨折】
□骨粗鬆症のある高齢者に好発する.
□高齢者の転倒など，低エネルギー損傷で生じることが多い.
□関節包内骨折であり，さらに大腿骨頭を栄養する血管が損傷されやすいため偽関節や骨頭壊死が生じやすい.
□転倒時，大転子部を打った場合に発生することが多く，歩行不能となる.
□一般に，股関節は屈曲・外旋位をとり，患肢は短縮する.
□本骨折は，関節包内骨折であるため，著明な腫脹は認められない.
□本骨折では，スカルパ三角部に圧痛を認める.
□骨折型により，内転型と外転型に分類され，多くが内転型である（図11）.

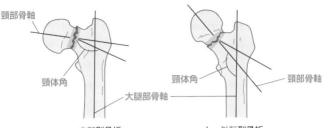

a. 内転型骨折　　　　　　　b. 外転型骨折

図 11　大腿骨頸部骨折の骨折型による分類

□内転型では骨折部は内反の状態となり，外転型では骨折部は外反の状態となる.

□原則的に観血療法が行われる.

□パウエルの分類は，骨折線と水平線のなす角による分類である. その分類を表 17 に示す.

表 17　パウエルの分類

第 1 度骨折	30°以下で骨折部に働く力は骨癒合に働く
第 2 度骨折	30°を超え 70°未満で骨折面には剪断力が働くため，骨癒合は困難である
第 3 度骨折	70°以上で治療条件は，第 2 度骨折よりさらに不良である

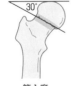
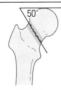
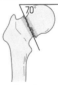

第 1 度　　　　　　　第 2 度　　　　　　　第 3 度

□ガーデンの分類は，転位の程度により X 線正面像から分類したものである. その分類を表 18 に示す.

第12章　柔道整復理論—各論

表18　ガーデンの分類

ステージⅠ	転位のある不全骨折
ステージⅡ	完全骨折で転位のないもの
ステージⅢ	完全骨折で部分転位を有するもの
ステージⅣ	完全骨折で完全に転位するもの

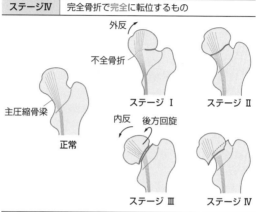

【大転子単独骨折】

□ 発生率は低く，直達外力のほかに中殿筋や小殿筋の急激な収縮により発生する．

□ 転位のないものは，股関節軽度外転位で約6週の固定を行う．

□ 著しい骨片転位で，整復位がえられない場合は観血療法の適応となる．

【小転子単独骨折】

□ きわめてまれな骨折であり，小児と高齢者でみられる．

□ 腸腰筋の作用で発症するため，ルドロフ徴候が陽性となる．

□ ルドロフ徴候とは，椅子に腰かけて股関節を自動的に90°以上屈曲できない症状をいう．

【大腿骨転子下骨折】

□ 交通事故や高所からの転落など，高エネルギー外傷で発生し，青壮年での発生頻度が高い．

□ 転子部と骨幹部の移行部に骨折線をみとめ，腫瘍の好発部位でもある

ため，病的骨折との鑑別が必要となる．

18. 下肢の骨折③ —— 大腿骨骨幹部の骨折 ■■■■■

☐ 青壮年での発生頻度が高いが，小児にもみられる．

☐ 交通事故や労働災害などの高エネルギー外傷で起こることが多い．

☐ 軟部組織損傷も高度となり，開放性骨折となることもある．

☐ 直達外力では横骨折や粉砕骨折と，介達外力では斜骨折や螺旋骨折となる．

☐ 大腿骨における近位 1/3 部での骨折，中央 1/3 部での骨折，遠位 1/3 部での骨折に分類され，中央 1/3 部に最も好発する（図 12）．

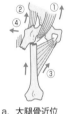

①腸腰筋
②中・小殿筋
③内転筋
④大殿筋

a. 大腿骨近位　　　b. 大腿骨中央　　　c. 大腿骨遠位
　1/3 部での骨折　　　1/3 部での骨折　　　1/3 部での骨折

図 12　大腿骨骨幹部骨折の骨片転位

☐ 大腿骨近位 1/3 部での骨折において，近位骨片は腸腰筋の牽引により屈曲し，中殿筋・小殿筋の牽引により外転，大殿筋・外旋筋群の牽引により外旋する．

☐ 大腿骨近位 1/3 部での骨折において，遠位骨片は内転筋群の牽引により内上方に短縮転位し，近位骨片の後方に位置する．

☐ 本骨折の斜骨折では，再転位の傾向が強い．

☐ 成人では，長期の固定による関節拘縮を防止するため，観血療法の適応となることが多い．

☐ 小児では，わずかな屈曲・側方転位は自家矯正されて問題とならない．

☐ 小児における固定は，将来の過成長を考慮して行う必要がある．

☐ 合併症として，大腿部の変形治癒，下肢の短縮，膝関節の拘縮，偽関節，遷延治癒などがあげられる．

19. 下肢の骨折④ ── 大腿骨遠位部の骨折 ■ ■ ■ ■ ■

□大腿骨骨幹部の骨折と比べ，発生頻度は低い.

□大腿骨顆上骨折，大腿骨遠位骨端線離開，大腿骨顆部骨折，内側側副靱帯付着部の裂離骨折などに分類される.

【大腿骨顆上骨折】

□屈曲型骨折と伸展型骨折などに分類される.

□屈曲型骨折では，骨折線が前方から後上方に走行し，近位骨片は大内転筋や大腿四頭筋の牽引力により前内方に，遠位骨片は腓腹筋の牽引力により後方に転位して短縮する.

□屈曲型骨折では，近位骨片によって大腿伸筋群および関節包の損傷が生じる.

□伸展型骨折では，骨折線が後方から前上方に走行し，近位骨片は後方，遠位骨片は前方に転位する.

□膝窩部に著明な拍動性の血腫を認める場合は，膝窩動脈の断裂を疑う.

□高齢者の大腿骨顆上骨折では，褥瘡や沈下性肺炎などにも注意する.

【大腿骨遠位骨端線離開】

□8〜10歳に多く発生する.

□受傷機序から，伸展型，屈曲型，外転型，内転型に分類される.

□伸展型では，遠位骨片が前上方へ，近位骨片は後方へ転位する.

□屈曲型では，遠位骨片は近位骨片に対して後方に転位する.

□外転型では，骨端部は三角形状の骨幹端の骨片を付着したまま外方へ転位する.

□膝窩動脈損傷や成長障害を合併することがある.

□関節内骨折であり，関節構成体の損傷を残しやすい.

【大腿骨顆部骨折】

□外顆骨折と内顆骨折に分類される.

□外顆骨折では外反膝，内顆骨折では内反膝を呈する.

□転位のないものは，5〜6週間の副子固定を施行する.

【内側側副靱帯付着部の裂離骨折】

□膝関節部の外転・外旋の強制により発生し，しばしば内側半月の損傷を伴う.

20. 下肢の骨折⑤ —— 膝蓋骨の骨折　■■■■■

□膝蓋骨骨折は，骨折型によって横骨折，縦骨折，粉砕骨折，裂離骨折，前額面骨折，骨軟骨骨折に分類される（**図13**）.

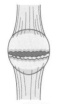
a. 横骨折

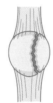
b. 縦骨折

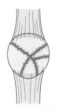
c. 粉砕骨折

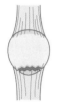
d. 裂離骨折

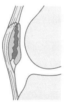
e. 前額面骨折

f. 骨軟骨骨折

図13　膝蓋骨骨折の分類

□横骨折や粉砕骨折となることが多い.
□直達外力と介達外力によって生じるが，多くが直達外力による.
□直達外力により，横骨折，縦骨折，粉砕骨折などが生じる.
□大腿四頭筋の牽引力による介達外力によって横骨折が生じる.
□膝蓋髄膜や両側膝蓋支帯が断裂する場合，近位骨片は大腿四頭筋により強く上方に引かれて骨折端は広く離開する.
□膝蓋腱膜断裂を合併する症例では，骨折部の著明な離開や体表からの陥凹の触知が可能である.
□直達外力による場合は，膝前面の皮膚に損傷をみることが多い.
□腱膜下骨折では，膝関節伸展が可能な場合もある.

□ 縦骨折や転位が軽度な場合は，保存療法を行う場合もあるが，骨片転位がある場合は多くが観血療法となる．

□ 転位が軽度な症例で保存療法を行う場合は，膝関節軽度屈曲位で4〜5週間の副子固定と絆創膏またはリング固定を併用する．なお，長期固定による膝関節拘縮に注意する．

□ 分裂膝蓋骨との鑑別に注意が必要である

□ 分裂膝蓋骨は，先天的に膝蓋骨が2つ以上に分裂しているもので，男子に好発し，多くが無症状で経過するが，スポーツ活動や打撲などによって有痛性となる場合がある．疼痛発現は，12〜16歳ごろに多く，膝蓋骨の外上方に分裂骨片を認める例が最も多い．

21. 下肢の骨折⑥ ── 下腿骨近位端部の骨折 ■■■■■

【脛骨顆部骨折】

□ 高所からの墜落など，垂直の圧挫外傷により，脛骨縦軸に介達外力を受けて発生する．

□ 外転位の強制では外顆骨折，内転位の強制で内顆骨折となる．

□ 内顆・外顆が同時に衝撃を受けた時には，逆Y・V字型の両顆骨折がみられる．

□ 外顆骨折では外反膝を呈し，内顆骨折では内反膝を呈する．

□ 骨片転位は，外顆骨折および内顆骨折ともに下後方となる．

□ 脛骨外顆骨折では，腓骨近位端骨折を合併する場合があり，内側側副靱帯の断裂を伴うことが多い．

□ 脛骨内顆骨折では，外側側副靱帯の断裂を伴うことが多い．

□ 関節内骨折であるため，長期の固定によって拘縮や強直を生じやすい．

□ 治療は関節包内骨折のため，転位がない場合を除いて観血療法の適応となる．

【脛骨顆間隆起骨折】

□ 大腿に衝撃を受けた時などに，前十字靱帯の過度な緊張によって生じる裂離骨折である．

□ 10歳前後の小児に多く，症状として関節内血腫，ラックマンテスト陽性などがあげられる．

□ メイヤーズ・マッキーバーの分類は，骨折の程度により3型4種に分類したものである．その分類を表19に示す．

表 19　メイヤーズ・マッキーバーの分類

Ⅰ型	骨片の前方がわずかに持ち上がる程度
Ⅱ型	前部 1/3〜1/2 が裂離し，後方がわずかに接触
Ⅲ型	完全に骨片が遊離
Ⅲ型 (R)	遊離骨片が回転

【脛骨粗面骨折】

□大腿四頭筋の強力な牽引力によって発症する比較的に少ない骨折である.

□発生年齢は，脛骨近位端部骨端線閉鎖前の 13〜18 歳の男子に多く，筋力により裂離骨折をきたしやすい.

□骨折と同時に，膝関節伸展力が著しく低下する.

□骨片が小さい場合は，オスグッド・シュラッター病との鑑別が必要になる.

□ワトソン・ジョーンズの分類は，脛骨の骨折程度により 3 型に分類したものである. その分類を表 20 に示す.

表 20　ワトソン・ジョーンズの分類

Ⅰ型	脛骨粗面部の骨端核のみが裂離するもの
Ⅱ型	脛骨近位骨端核の一部を含め裂離するが，近位骨端核との連続性を保つもの
Ⅲ型	脛骨近位骨端核から完全に裂離したもの

【腓骨頭単独骨折】

□脛骨外顆骨折に合併することが多く，単独骨折はまれである.

□膝関節が内転強制され，外側側副靭帯および大腿二頭筋の牽引により生じる.

□腓骨神経麻痺の発生に注意する.

22. 下肢の骨折⑦ —— 下腿骨骨幹部の骨折 ■■■■■

□下腿骨骨幹部骨折には，脛骨単独骨折，脛腓両骨骨折，下腿骨疲労骨折などがある.

□頻度の高い骨折で，交通事故やスポーツなどの高エネルギー外傷により発生するものや，スポーツなどの捻転力によるものがある.

□ 脛骨単独骨折よりも，脛腓両骨骨折が多く発生する.

□ ランナー，バスケットボール選手などでは，脛骨または腓骨に疲労骨折が起こる場合がある.

□ 骨幹部では，栄養血管が乏しいため偽関節を形成しやすい.

□ 荷重を担うため，反張下腿（反張膝）などの変形を残すと機能障害が起こり，全身運動に影響を及ぼす.

【脛骨単独骨折および脛腓両骨骨折】

□ 直達外力による骨折では，骨折部が屈曲転位をして前方凹の反張下腿型屈曲が多い.

□ 直達外力による骨折では，脛骨の横骨折やそれに近い斜骨折を起こすことが多い.

□ 直達外力による脛腓両骨骨折では，骨折部位が同高位となることが多く，下腿骨中央部に好発する.

□ 直達外力による骨折では，凹側に楔状骨片をつくることがある.

□ 介達外力による骨折は，脛骨の螺旋骨折を起こすことが多く，脛骨中央や遠位 1/3 境界部に多発する.

□ 介達外力による骨折は，スポーツ（スキーなど）などによる捻転力によって発生することが多い.

□ 介達外力による骨折は，外旋型と内旋型に分けられる. なお，外旋型は相対的に近位部に対して遠位部が外旋し，内旋型は近位部に対して遠位部が内旋する.

□ 直達外力による骨折では，被覆軟部組織が薄いため開放性骨折となりやすい.

□ 介達外力による骨折においても，近位骨片骨折端が皮膚を内部から穿通して開放性骨折になるものがある.

□ 定型的な中央・遠位 1/3 境界部骨折では，被覆軟部組織が薄く，骨折症状が著明である.

□ 治療は，転位や腓骨骨折の有無などにより，可能な場合は保存療法または観血療法（成人では多くが観血療法の適応）を行う.

□ 小児の下腿骨骨幹部骨折は，厚い骨膜で覆われ，骨片転位は少ない.

【下腿骨（脛骨・腓骨）疲労骨折】

□ 疲労骨折の発生頻度は，脛骨に最も多く発生し，中足骨，腓骨がこれに続く.

□好発年齢は 10 代であり，女性では月経周期異常と骨塩量の低下を伴うことが多い．

□脛骨・腓骨の疲労骨折は，疾走型と跳躍型に分類される．

□脛骨疲労骨折の疾走型は，近位・中央 1/3 境界部と中央・遠位 1/3 境界部に好発し，跳躍型は中央 1/3 部に好発する．

□脛骨中央 1/3 部は，前方凸の頂点となるため，跳躍時に前方へ張力が働き疲労骨折が発生する．

□腓骨疲労骨折の跳躍型は，近位 1/3 部に多く，疾走型は遠位 1/3 部に好発する．

□腓骨近位 1/3 部は，うさぎ跳びなどの着地時にたわみが生じ，腓骨遠位 1/3 部はランニングなどでたわみが生じると考えられている．

□一般的に，原因となるスポーツを 1〜2 カ月禁止することで軽快するが，再発しやすい．

□脛骨疲労骨折の跳躍型は，難治性になることが多く，観血療法の適応でもある．

23. 下肢の骨折⑧ —— 下腿骨遠位部の骨折 ■ ■ ■ ■ ■

□下腿骨遠位部の骨折には，下腿骨果上骨折や果部骨折がある．

□頻度の高い骨折（特に果部骨折が多い）で，スポーツ外傷によるものが多い．

□転位が残存すると大きな機能障害を残すため，正確な整復が必要である．

□症状として，関節部の強い疼痛・腫脹がみられ，歩行障害を生じることが多い．

【下腿骨果上骨折】

□下腿骨の距腿関節上方や骨幹端付近に生じる骨折で，脛骨単独骨折が多い．

□直達外力によっても生じるが，介達外力によるものが多い．

□転位が軽度の場合は保存療法，高度の場合は観血療法の適応となる．

【果部骨折】

□脛骨の内果や後果，腓骨の外果，または両果に生じる骨折である．

□三角靱帯や脛腓靱帯の断裂，また距腿関節の脱臼を合併する場合もある．

- 捻挫などによって，足関節部に過度な回旋力，または内反力，外反力が加わり起こる．
- 果部骨折の分類には，ポット骨折やコットン骨折，チロー骨折などの報告者の名前による分類，骨折部の解剖学的名称による分類，ラウゲ・ハンセンの分類などの献体などによる実験的な骨折再現した分類や受傷外力を3つに大別（外転型，内転型，軸圧型）した分類などがある．
- 外転型果部骨折は，距骨が外転されて発生し，回内あるいは外旋への外力により発生することも多い．
- 外転型果部骨折では，足関節の内側には牽引力が，外側には圧迫力が働く．
- 内転型果部骨折は，距骨が強く内転されて発生し，回外あるいは内旋への外力により発生することも多い．
- 内転型果部骨折では，足関節の外側には牽引力が，内側には圧迫力が働く．
- 軸圧型果部骨折（ピロン骨折，プラフォンド骨折）には，スポーツなどにより生じる低エネルギー損傷や，高所からの転落または交通事故などにより生じる高エネルギー損傷がある．
- 軸圧型果部骨折の骨折線は，脛骨関節面から脛骨骨幹端部に向かうものや，粉砕骨折になることが多い．
- 軸圧型果部骨折は，関節軟骨損傷も著しい．
- 外転型果部骨折や内転型果部骨折では，転位がない場合は保存療法を行い，転位がある場合は観血療法を行う．
- 軸圧型果部骨折は，粉砕骨折が多く，荷重機構に支障が出やすいため，観血療法が中心となる．
- ポット骨折（デュピイトラン骨折）は，三角靱帯断裂または内果骨折，距骨の外側への亜脱臼，腓骨遠位骨幹部骨折を合併したものをいう．
- コットン骨折は，内果骨折に加えて脛骨遠位関節面後縁（後果）を骨折したものである．
- チロー骨折は，脛腓間で起こる裂離骨折であり，その骨片をチロー骨片と呼ぶ．
- ラウゲ・ハンセンの分類は，足関節果部骨折（脱臼骨折）の分類で

ある.

□ ラウゲ・ハンセンの分類の最初の用語は，受傷時の足の肢位を表し，
次の用語が下腿に対する距骨の動きを表す.

□ ラウゲ・ハンセンの分類は，回内・外転損傷，回外・内転損傷，回
内・外旋損傷，回外・外旋損傷に分類される.

24. 下肢の骨折⑨ —— 足根骨の骨折 ■ ■ ■ ■ ■

【距骨骨折】

□ 高所からの落下などにより，足関節の伸展が強制されて発生し，頸部
骨折が最も多い.

□ 転位がないものは，捻挫と誤診されやすい.

□ 外力が大きい場合は，果部骨折を合併することが多い.

□ 阻血性壊死は，体部で起こることが多い.

□ 骨片が足関節の後方に転位すると，後脛骨動脈や脛骨神経が圧迫さ
れ，それにより長母指屈筋腱が牽引されて足部の母指が足底側に屈
曲するものをナウマン症候という.

【踵骨骨折】

□ 高所からの落下などで発症し，足根骨骨折の中で最も頻度が高く，関
節内骨折となる場合が多い.

□ 踵骨隆起骨折，載距突起骨折，前方突起骨折，鴨嘴状骨折（水平骨
折），体部骨折に分類される.

□ 脊椎圧迫骨折を合併しやすく，後遺症として著明な扁平足や骨萎縮，
距踵関節症，腓骨筋腱腱鞘炎などがあげられる.

□ 水平骨折や体部骨折では，ベーラー角が減少することが多い.

【舟状骨骨折】

□ 介達外力によって発生する場合が多い.

□ 高所から墜落などによって，楔状骨と距骨の間に挟まり発生する.

□ 舟状骨粗面の骨折では，後脛骨筋の牽引力により裂離骨折を起こす.

□ 第1～3中足骨からの介達痛，荷重痛，歩行困難（踵での歩行は可能）
などの症状がみられる.

□ 鑑別を必要とする疾患として，第1ケーラー病があげられる.

□ 合併症としてショパール関節の脱臼や，後遺症として扁平足などがあ
げられる.

【立方骨骨折】

□直達外力によるものは，粉砕骨折などの骨片骨折となる．

□介達外力によるものは，踵骨と中足骨によって強く圧迫されて生じる．

□第4・5中足骨からの介達痛，回内・回外運動制限，荷重痛などの症状がみられる．

□まれではあるが，リスフラン関節脱臼を合併する場合があり，合併すると前足部変形がみられる．

【楔状骨骨折】

□直達外力では，中足骨基部骨折や舟状骨骨折を伴うリスフラン関節分散脱臼を合併する場合もある．

□介達外力では，リスフラン関節脱臼を合併することもある．

□リスフラン関節脱臼を合併する場合は，前足部変形などをみとめる．

□第1～3中足骨からの介達痛がみられる．

25. 下肢の骨折⑩ —— 中足骨の骨折　■■■■■

□骨幹部骨折，基部骨折，疲労骨折（行軍骨折，ジョーンズ骨折）などに分けられる．

【中足骨骨幹部骨折】

□直達外力による発生が多く，高度の軟部組織損傷を伴い，開放性骨折になることもある．

□横骨折であることが多く，2骨以上が同時に骨折する場合もある．

【中足骨基部骨折】

□内がえし強制による第5中足骨基部骨折が代表である．

□第5中足骨基部裂離骨折は，下駄骨折とも呼ばれる．

□第5中足骨基部裂離骨折は，内がえしの強制によって短腓骨筋腱が牽引されて生じる．

□第5中足骨基部裂離骨折で外方凸変形が残るものは，靴があたると痛みを生じる．

【中足骨疲労骨折】

□行軍骨折は，長時間にわたるランニングや歩行などで中足骨骨幹部に生じる疲労骨折である．

□行軍骨折は，第2・3中足骨の発生が多く，兵士の行軍で発生したことに由来する名称である．

□本来，ジョーンズ骨折は外傷性骨折であったが，スポーツ選手に第5中足骨骨幹部近位の疲労骨折として多くがみられたため，現在は疲労骨折をジョーンズ骨折，外傷性骨折をオリジナルジョーンズ骨折としている．

□ジョーンズ骨折は，遷延癒合や偽関節に陥りやすいため注意を要する.

26. 下肢の骨折⑪ ── 趾骨の骨折 ■■■■■

□直達外力による発生が多く，第1趾の基節骨・末節骨に多く発生する.

□足趾の第1・2趾基節骨骨折の遺残変形は，足底凸の変形となることが多く，変形が残ると歩行障害や荷重痛が生じる.

□骨癒合がえられれば，予後は良好である.

B. 脱 臼

1. 顎関節の脱臼 ■■■■■

□顎関節脱臼は，脱臼の方向によって前方脱臼，後方脱臼，側方脱臼に分けられる.

□顎関節前方脱臼には，両側性と片側性の脱臼がある.

□前方脱臼の発生頻度が最も高い.

【顎関節前方脱臼】

□女性に発生頻度が高く，習慣性脱臼や反復性脱臼になりやすい.

□極度の開口により，下顎頭が関節結節を越えて前方に転位し，外側靱帯，咬筋，外側翼突筋により弾発性固定される.

□極度の開口による機序では，両側性脱臼となる場合が多い.

□開口時に外力が加わって発生したものは，片側性脱臼となる場合が多い.

□両側性脱臼では，閉口不能のため，唾液流出や咀嚼・談話不能となり，耳珠前部は陥凹し，頬骨弓下部が隆起，頬部が扁平となる.

□片側性脱臼の機能障害は，両側性ほど著明でなく，オトガイ部は健側に偏位する.

□整復は，ヒポクラテス法などの非観血的な徒手整復法が第一選択となる.

【顎関節後方脱臼】

□閉口時に前方からの強い外力で発生するが，きわめてまれな脱臼である.

□顎関節周囲の骨折を伴う場合が多い.

【顎関節側方脱臼】

□骨折に合併して生じることが多く，単独脱臼はきわめてまれである.

2. 胸鎖関節の脱臼　■■■■■

□鎖骨端の転位方向により，前方脱臼，上方脱臼，後方脱臼に分けられ，前方脱臼が最多である（下方脱臼はない）.

【胸鎖関節前方脱臼】

□介達外力や投球動作などの筋力作用で発生する.

□症状として，鎖骨近位端が前方に突出し，患側の肩が下垂して頭部は患側に傾く.

□上肢の外転運動は不能で，外観は鎖骨近位端骨折と類似するため鑑別が必要である.

□固定が難しく，鎖骨近位端の突出変形を残しやすい.

3. 肩鎖関節の脱臼　■■■■■

□鎖骨端の転位方向により，上方脱臼，下方脱臼，後方脱臼に分けられる（前方脱臼はない）.

□鎖骨脱臼のほとんどは，肩鎖関節上方脱臼である（約9割）.

【肩鎖関節上方脱臼】

□15～30歳の男性に多く発生する.

□転倒時における肩峰への直達外力や，手掌または肘をついた場合の介達外力で発生する.

□直達外力による脱臼のほうが，発生頻度は高い.

□介達外力では，不全脱臼となる場合が多い.

□症状として，鎖骨遠位端が階段状に突出し，ピアノキーサインがみられる.

□上肢に外転制限がみられる.

□患側の肩が下垂し，頭部を患側に傾ける（顔は健側に向く）.

□肩幅が狭くみえる.

□陳旧例では，まれに鎖骨遠位端の肥大変形や石灰沈着を生じることがある.

□損傷程度による肩鎖関節損傷（Tossy の分類）により，3 つに分類される．その分類を**表 21** に示す．

表 21　肩鎖関節損傷の分類（Tossy の分類）

第 1 度	関節包や肩鎖靱帯の部分断裂はあるが，関節の安定性はよい（捻挫）
第 2 度	関節包や肩鎖靱帯は完全断裂し，鎖骨外端部が肩峰に対して 1/2 上方へ転位している（不全脱臼）
第 3 度	関節包，肩鎖靱帯，烏口鎖骨靱帯が完全断裂し，鎖骨外端部が肩峰より上方に転位している（完全脱臼）

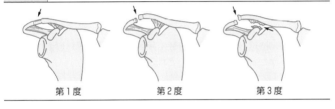

第 1 度　　　　　　　第 2 度　　　　　　　第 3 度

□肩鎖関節上方脱臼は，鎖骨遠位端部骨折と外観が類似するため鑑別が必要である．鑑別の要点を**表 22** に示す．

表 22　肩鎖関節上方脱臼と鎖骨遠位端骨折の鑑別

	肩鎖関節上方脱臼	鎖骨遠位端部骨折
触　診	鎖骨の肩峰端触知（丸い）	鎖骨の骨折端触知（ギザギザ）
変　形	階段状変形	腫脹のため不明瞭
固有症状	ピアノキーサイン	軋轢音，異常可動性

□固定には，絆創膏固定法，ロバート・ジョーンズ固定法，装具固定などが行われる．
□固定が困難なことが多く，鎖骨遠位端の突出変形を残しやすい．

4.　肩関節の脱臼 ■■■■■

□全脱臼中で発生頻度が最も高く，大部分が肩関節烏口下脱臼である．
□成人に多く発生し，小児の発生はまれである．
□肩関節脱臼は，**表 23** のように分類される．

表 23　肩関節脱臼の分類

前方脱臼	烏口下脱臼，鎖骨下脱臼
後方脱臼	肩峰下脱臼，棘下脱臼
下方脱臼	腋窩脱臼，関節窩下脱臼
上方脱臼	烏口突起上脱臼

□脱臼の発生頻度が高い理由には，肩関節は骨頭に対して関節窩が浅く小さく，関節可動域が広く，関節包や靱帯が緩い，関節の固定を筋に依存する，身体突出部位であるため外力を受けるなどの理由がある．

【肩関節烏口下脱臼】

□肩関節脱臼の 90％以上が，肩関節烏口下脱臼である．

□後方からの直達外力や転倒時などに手をつき，肩関節に過度な外転・外旋・伸展が起こる介達外力などによって生じる．

□症状として，上腕軸は約 30°外転し，内旋位に弾発性固定される．

□三角筋膨隆の消失や肩峰の角状突出，肩峰下の空虚などがみられる．

□骨頭は烏口下に触知され，モーレンハイム窩（三角筋胸筋三角）は消失する．

□上腕骨骨頭は，烏口下に触知される．

□上腕は，延長してみえる．

【肩関節鎖骨下脱臼】

□症状として，上腕の外転度は烏口下脱臼より大きく，上腕は短縮してみえる．

□上腕骨骨頭は，烏口下脱臼よりも内方で触知される．

【肩関節前方脱臼の合併症】

□大結節骨折，上腕骨骨頭骨折（ヒル・サックス損傷），関節窩縁骨折（骨性バンカート損傷），上腕骨外科頸外転型骨折などの骨折を合併する．

□神経損傷として，腋窩神経損傷による三角筋麻痺，筋皮神経損傷による肘関節屈曲力の低下，前腕外側の知覚障害を生じる．

□その他の合併症として，バンカート損傷（前下方の関節唇損傷），腱板損傷などがあげられる．

【肩関節前方脱臼と上腕骨外科頸外転型骨折の鑑別】

□肩関節前方脱臼と鑑別を要する疾患として，上腕骨外科頸外転型骨折

があげられる．鑑別の要点を**表 24** に示す．

表 24　肩関節前方脱臼と上腕骨外科頸外転型骨折の鑑別

	肩関節前方脱臼	上腕骨外科頸外転型骨折
三角筋の膨隆	消失	血腫により著明
骨頭の位置	肩峰下は空虚	肩峰下に触知
関節運動	弾発性固定	異常可動性
年　齢	青壮年	高齢者

【肩関節前方脱臼の整復】

□肩関節前方脱臼の整復には，コッヘル法（回転法），ヒポクラテス法（踵骨法），スティムソン法（吊り下げ法），ドナヒュー法（吊り下げ法），モーテ法（挙上法），ミルヒ法（挙上法），クーパー法（槓桿法）などがある．

□コッヘル法は，上腕を内転→外旋→前方挙上→内転・内旋させて整復を行う．

□スティムソン法は，腹臥位で，重りにより患肢を牽引して行う．

□固定肢位は，肩関節軽度屈曲・内旋位で固定を行う．

□固定期間は 30 代以下では 5〜6 週間，40 代以上では約 3 週とする．なお，若年者は反復性脱臼防止のために長期間固定し，中高年では関節拘縮防止のために短期間固定する．

□肩関節前方脱臼の後療法として，コットマン体操が有効である．

【肩関節後方脱臼】

□肩峰下脱臼では，骨頭を肩甲棘の下部に触知するが，患側上肢が内旋位をとる程度で見逃されやすい．

□肩関節後方脱臼では，デパルマ法を用い整復を行う．

【肩関節下方脱臼，肩関節腋窩脱臼・肩関節関節窩下脱臼】

□肩関節腋窩脱臼では，上腕の外転は前方脱臼より高度となり，骨頭を腋窩で触知し，肩関節関節窩下脱臼では上腕を挙上した状態で固定される．

□垂直牽引法やヒポクラテス法を用いて整復を行う．

【肩関節上方脱臼（肩関節烏口突起上）脱臼】

□発生頻度は非常に低く，多くの症例で烏口突起の骨折を伴う．

□烏口突起の上に骨頭が突出する.

【反復性肩関節脱臼】

□外傷性脱臼を契機に, 脱臼・亜脱臼を繰り返す病態で, 初回脱臼が若いほどなりやすい.

□バンカート損傷や骨性バンカート損傷, ヒル・サックス損傷を生じていることがある.

□バンカート損傷は, 前下関節唇が剝離するものである (下関節上腕靱帯関節窩付着部).

□骨性バンカート損傷は, 関節窩前下縁の骨片が内方に転位し, 関節縁の欠損を生じたものを指す.

□ヒル・サックス損傷は, 上腕骨頭と関節窩の衝突による骨頭部の欠損であり, 前方脱臼では骨頭の後外方にみられる.

□反復性肩関節脱臼では, アプリヘンションテストが陽性となる.

5. 肘関節の脱臼

□肩関節脱臼に次いで発生頻度が高く, 青壮年に多い.

□前腕両骨脱臼と単独脱臼に大きく分けられる.

□前腕両骨脱臼は, 後方脱臼, 前方脱臼, 側方脱臼 (内側・外側脱臼), 分散脱臼 (前後型・側方型) に分けられる.

□単独脱臼は, さらに尺骨脱臼, 橈骨脱臼 (前方・後方・側方脱臼) に分けられる.

□肘関節脱臼では, 前腕両骨後方脱臼が多い.

□小児では, 肘関節脱臼と同じ発生機転で顆上骨折となる場合が多い.

【前腕両骨後方脱臼】

□肘関節の過伸展強制により, 肘頭が支点となって上腕骨を前方へ押し出すことで生じ, 関節包前面は断裂する.

□症状として, 肘関節は軽度屈曲位 (30〜40°) に弾発性固定, 肘頭は後方に突出, ヒューター三角は乱れ (肘頭高位), 上腕三頭筋腱が索状に突出, 前腕短縮などがみられる.

□上腕骨顆上伸展型骨折との鑑別が必要である.

□合併症として, 尺骨鉤状突起骨折, 上腕骨内側上顆骨折 (少年期に多い), 上腕骨外顆骨折, 橈骨頭骨折, 正中神経・尺骨神経・橈骨神経の損傷, 内側側副靱帯損傷, 外傷性骨化性筋炎などがあげられる.

□固定法は，肘関節 90°，前腕回内・回外中間位で，上腕近位から MP 関節手前まで固定し，固定期間は約 3 週である．

【前腕両骨前方脱臼】

□肘頭骨折を合併することが多い．

【橈骨頭単独脱臼】

□多くは，尺骨近位の骨折を伴う（モンテギア骨折）．

□橈骨頭が前方に脱臼するものが多く，橈骨神経（後骨間神経）を損傷しやすい．

6. 肘内障

□2～4 歳の幼小児特有の障害で，発生頻度が高い．

□前腕回内位で，親が手を引っぱった場合などに起こる．

□pulled elbow syndrome（肘引っ張り症候群）とも呼ばれる．

□前腕の牽引に回内力が加わり，橈骨頭が輪状靭帯から逸脱しかけた近位橈尺関節の亜脱臼である．

□前腕回内位，肘関節軽度屈曲位で来院することが多く，自動運動は不能である．

□局所の腫脹・発赤は認めない（認められる場合は，捻挫や骨折を疑う）が，回外制限を特徴とする．

□徒手整復で治療が可能で，肘内障の整復は整復音または患肢の自動使用で確認する．

7. 手関節および手指部の脱臼

【遠位橈尺関節脱臼】

□手を回内位や回外位でついた場合に生じ，過度な回内位では尺骨頭が背側に脱臼（背側脱臼）し，過度な回外位では掌側に脱臼（掌側脱臼）する．

□多くは，橈骨遠位端骨折やガレアジ骨折に合併して起こる．

□遠位橈尺関節背側脱臼では，前腕回内位をとり，回外運動は制限される．

□遠位橈尺関節掌側脱臼では，前腕回外位をとり，回内運動は制限される．

□橈尺関節が離開すると，手関節の横径が増大する．

【月状骨脱臼や月状骨周囲脱臼】

□20～50 歳の男性に好発する．

□月状骨周囲脱臼は，手関節の過度な背屈により発生し，さらに背屈されると月状骨脱臼が起こる．

□月状骨周囲脱臼では，月状骨は正常な位置で，周囲の手根骨が背側・橈側・近位側に転位する．

□月状骨脱臼では，月状骨が掌側に脱臼する．

□正中神経麻痺や舟状骨骨折を合併する場合がある．

□手部の捻挫との鑑別が必要となる．

□月状骨脱臼では回外位に，月状骨周囲脱臼では回内位に牽引して整復を行う．

□月状骨脱臼や月状骨周囲脱臼ともに，MP 関節を含めて回内位，掌屈位で固定を行う．

【手根中手（CM）関節脱臼】

□中手骨部の過度な屈曲や側屈が強制されて発生する．

□第 1CM 関節に多く発生し，次いで第 5CM 関節に多い（発生は，きわめてまれである）．

□ベネット脱臼骨折などの脱臼骨折となる場合が多い．

□第 1CM 関節脱臼の固定は，第 1 指を外転位に保持するように行う．

【第 1 中手指節（MP）関節脱臼】

□背側脱臼（垂直脱臼，水平脱臼）と掌側脱臼に分類される．

□背側脱臼の発生が多く，母指が過伸展・外転されて発生する．

□背側垂直脱臼は，中手骨頭上に母指基節骨が直立して Z 字型の変形を生じる脱臼である．

□背側垂直脱臼は，過伸展して屈曲すると整復される．なお，長軸末梢牽引はロッキングの原因となるため禁忌である．

□背側水平脱臼は，種子骨や掌側板が中手骨頭上にのり，基節骨が中手骨と平行になる．

□背側水平脱臼は，徒手整復ができず，観血療法の適応となる．

□掌側脱臼の発生はまれで，直達外力による．

□掌側脱臼では，背側方に階段状変形がみられる．

□掌側脱臼は，整復が困難となる場合が多い．

【その他の中手指節（MP）関節脱臼】

□発生はまれで，多くは背側脱臼となる．

□手関節背屈位で手をつき，指が過伸展されて第 2・5 指に発生する場

合が多い.

□徒手整復が可能なこともあるが，困難なことが多い.

□示指 MP 関節背側脱臼では，指間靱帯，浅横靱帯，橈側の虫様筋，尺側の屈筋腱で形成される井桁状靱帯構造の中に中手骨頭がロッキングすると徒手整復が不能となる.

【近位指節間（PIP）関節脱臼】

□PIP 関節の過伸展による背側脱臼，PIP 関節への捻転強制による掌側脱臼，PIP 関節への側屈強制による側方脱臼に分類される.

□発生は，突き指で生じる場合が多く，多くは背側脱臼となる.

□背側脱臼では，掌側板の損傷を伴う場合が多く，ときには側副靱帯や正中索の損傷を伴う.

□掌側脱臼では，正中索損傷を伴い，ボタン穴変形をきたす場合がある.

□側方脱臼では，外力を受けた側の側副靱帯が損傷し，側方動揺性がみられる. なお，受傷時に患者自身が整復をしてしまうことが多い.

【遠位指節間（DIP）関節脱臼】

□DIP 関節への過伸展強制による背側脱臼，DIP 関節屈曲・捻転強制による掌側脱臼に分類される.

□発生は，突き指で生じる場合が多く，多くは背側脱臼となる.

□DIP 関節を軽度屈曲位で固定し，期間は約 2 週間とする.

8. 股関節の脱臼　■■■■■□

□後方脱臼，前方脱臼，中心性脱臼に分類され，多くは後方脱臼となる.

□脱臼に伴い大腿骨頭靱帯が断裂する場合が多い.

□寛骨臼や大腿骨頭などの骨折を合併する場合が多く，脱臼した骨頭による坐骨神経圧迫が生じることがある.

□整復までの時間が長いほど大腿骨頭壊死の発生率が高く，反復的な整復操作なども要因となる.

【股関節後方脱臼】

□交通事故でのダッシュボード損傷による介達外力での発生が多い.

□坐骨脱臼と腸骨脱臼に分類されるが，症状に大きな差はない.

□症状として，大転子がローゼル・ネラトン線より高位となり，下肢が短縮する.

□股関節は，スカルパ三角内で大腿骨頭を触知できない.

□股関節は，屈曲・内転・内旋位に弾発性固定される（腸骨脱臼よりも坐骨脱臼で著明である）.

□腸骨脱臼では，大腿骨頭が寛骨臼の後上方に位置し，殿部後上方部の膨隆として骨頭を触知できる.

□整復には，背臥位で行う牽引法やコッヘル法（回転法），腹臥位で行うスティムソン法などがある.

□整復障害として，関節包裂傷部の狭小化（ボタン穴機構），筋の介在，骨片の介在，骨折の合併などがある.

【股関節前方脱臼】

□股関節脱臼の中でまれな脱臼で，大腿骨頭が関節包の前方・前下方を破り脱臼する.

□症状として，大腿骨骨頭は転移し，鼠径靭帯の下に触知される.

□股関節は屈曲・外転・外旋位に弾発性固定される.

□殿部の隆起と大転子の突出を触知できない.

□恥骨上脱臼と恥骨下脱臼に分類される.

□恥骨上脱臼は，股関節過伸展時に股関節の外転・外旋が強制された時に発生する.

□恥骨下脱臼は，股関節を強く外転・外旋され，さらに屈曲が強制された時に発生する.

□恥骨上脱臼と比較し，恥骨下脱臼では股関節は強い屈曲・外転・外旋位となる.

【股関節中心性脱臼】

□大腿骨大転子部に強い外力が加わり，大腿骨頭によって寛骨臼底が骨折し，骨盤内にめり込んで発生したものである.

□寛骨臼骨折を伴う脱臼骨折である.

9. 膝蓋骨の脱臼　■■■■■

□膝蓋骨脱臼は，内側に比べて外側脱臼の発生頻度が高い.

□膝蓋骨脱臼は，X脚（外反膝）の人に起こりやすく，FTA（大腿脛骨外側角）の減少やQ角の増大，外傷による内側広筋の脆弱化や全身の関節弛緩なども発生要因となる.

□膝蓋骨脱臼は，外傷性脱臼，反復性脱臼，習慣性脱臼，恒久性脱臼などに分類される.

□外傷による脱臼が外傷性脱臼である.
□外傷性脱臼後に再発を繰り返す脱臼を反復性脱臼という.
□外傷の既往はなく, 膝の一定の肢位で常に脱臼するものを習慣性脱臼という.
□膝肢位にかかわらず, 常に脱臼しているものを恒久性脱臼という.
□無治療で放置すると, 脱臼を繰り返し(反復性脱臼), 早期に関節症をきたす.
□膝蓋骨軟骨損傷を合併しやすい.
□膝関節が軽度屈曲位のまま動かすことができず, 歩行不能である.
□整復されて受診した場合, 内側支帯部の圧痛や膝蓋骨の不安定性を示すことが多い.
□膝蓋骨を外方に圧迫すると脱臼しそうになり, 患者は不安感(アプリヘンションサイン)を訴える.
□膝蓋骨脱臼は, 膝関節伸展により自然整復されることが多い.
□膝蓋骨脱臼の整復では, 膝関節を徐々に伸展しながら膝蓋骨を外側から圧迫する.
□膝蓋骨脱臼の固定は, 膝関節軽度屈曲位で3〜4週間行う.
□膝蓋骨脱臼の固定後は, 内側広筋の筋力強化のために膝関節伸展運動を積極的に行う.

10. 膝関節の脱臼　■■■■■

□前方脱臼, 後方脱臼, 側方脱臼, 回旋脱臼に分類される.
□膝関節脱臼の中では, 前方脱臼が最も多く, 後方脱臼がこれに続く.
□通常は, 高所からの転落や交通事故などの高エネルギー損傷によって発生する.
□前方脱臼は, 過伸展損傷による発生が多く, その多くが完全脱臼となる.
□後方脱臼は, ダッシュボード損傷など膝関節屈曲位で脛骨近位端に前方から強い外力が作用して発生する直達外力によるものが多い.
□側方脱臼は, 膝関節の側方屈曲強制などの介達外力によるものが多い.
□側方脱臼は, 不全脱臼が多く, また内側脱臼と比較すると外側脱臼が多く発生する.
□回旋脱臼は, 膝関節が捻転して起こる.

□膝関節脱臼の合併症として，内側・外側副靱帯や十字靱帯の断裂，膝窩動脈の損傷，総腓骨神経および脛骨神経の圧迫・断裂などがあげられる.

11.　足関節の脱臼　■ ■ ■ ■ ■

□側方脱臼（外側，内側），後方脱臼，前方脱臼，上方脱臼に分類される.

□足関節脱臼の中で外側脱臼が，最も発生頻度が高い.

12.　足部の脱臼　■ ■ ■ ■ ■

【横足根関節（ショパール関節）脱臼】

□墜落などの高エネルギーな直達外力や，前足部に内転・外転力が働く介達外力などよって発生する.

□足立方骨や中足骨などの骨折を合併する不全脱臼が多い.

□完全脱臼はまれで，関節全長にわたって損傷することは少ない.

【足根中足関節（リスフラン関節）脱臼】

□墜落などの直達外力や，前足部に回旋や軸圧が働く介達外力によって発生する.

□損傷が関節全長にわたる場合や，部分損傷となる場合があるが，発生はまれである.

□第2中足骨基部など，他の中足骨や足根骨の脱臼骨折を伴うことがある.

□リスフラン靱帯断裂を伴う場合は，第1・2中足骨間の離開が生じる.

【足指の脱臼】

□第1指の過度な伸展・背屈により，背側脱臼を起こすものが多く，種子骨や軟部組織の介入により徒手整復が困難となる場合がある.

□足指の背側脱臼では，中足指節関節（MP関節）は過伸展（背屈），指節間関節（IP関節）は屈曲（底屈）位をとる定型的変形（Z字型変形）をとり，足指は短縮してみえる.

□足指の背側脱臼では，中足骨骨頭が足底側の皮膚を破り，骨頭が露出する開放性脱臼となることもある.

□足指の背側脱臼の整復は，背屈を強制した後に基節骨基部に直圧を加え，末梢方向に圧送して屈曲（底屈）して行う.

C. 軟部組織損傷

1. 頭頸部・体幹の軟部組織損傷　■■■■■

【顎関節症】

□顎関節症は，顎関節や咀嚼筋の疼痛，顎関節雑音，開口障害あるいは顎運動異常を主な症状とする慢性疾患群の総括的診断名である（以上のうち，一つ以上を有することが診断基準となる）．

□病態として，咀嚼筋障害，靱帯障害，関節円板障害，変形性顎関節症などが含まれる．

□顎関節症の病態分類（日本顎関節学会 2013）を**表 25**に示す．

表 25　顎関節症の病態分類

Ⅰ型	咀嚼筋痛障害	Ⅲ型	顎関節円板障害
Ⅱ型	顎関節痛障害	Ⅳ型	変形性顎関節症

□顎関節症Ⅰ型は，咀嚼筋の疼痛とその疼痛に伴う機能障害を主な症状とするものである．

□顎関節症Ⅱ型は，滑膜，円板後部組織，関節靱帯，関節包を主な病変とし，顎関節痛とその疼痛による機能障害を主な症状とするものである．

□顎関節症Ⅱ型は，外傷性顎関節捻挫との鑑別を要する．

□顎関節症Ⅲ型は，さらに開口時に円板が復位するⅢa（復位性関節円板前方転位）と復位しないⅢb（非復位性関節円板前方転位）に分けられる．

□「カック」といった関節雑音をクリック音という．

□顎関節症Ⅲa型ではクリック音を認めるが，Ⅲb型では認めない．

□顎関節症Ⅲb型では，円板が前方転位して復位しないため，開口障害（クローズドロック）となる．

□顎関節症Ⅳ型は，顎関節を構成する骨などに退行性変化が生じたものである．

□顎関節症Ⅳ型では，クレピタスを認める．

□「ジャリジャリ」といった顎関節雑音（捻髪音）をクレピタスという．

【胸肋関節損傷】

□ 胸部打撲，筋力トレーニングの負荷や体幹の捻転時の自家筋力などによって損傷を生じる.

□ 損傷部の腫脹や圧痛，深呼吸や咳などによる疼痛の増強を認める.

□ 原因が不明確なものは，ティーチェ病との鑑別が必要となる.

【肋間筋損傷】

□ 体幹捻転動作の反復による介達性外力によるものが多い.

□ 内肋間筋，外肋間筋，肋下筋などの筋線維の一部断裂や筋膜の断裂を生じる.

□ 疲労骨折との鑑別が困難である.

□ 損傷部の圧痛や運動痛，深呼吸や咳などによる疼痛の増強を認める.

□ 損傷部の皮下出血および腫脹は，軽度となることが多い.

□ 軽度の症例では包帯固定を，重度の症例では絆創膏固定や副子固定を行う.

【外傷性頸部症候群（むちうち損傷）】

□ 交通事故などで，頸椎に急激な過伸展や過屈曲が加わり生じる.

□ 頸椎捻挫型，根症状型，頸部交感神経症候群（バレ・リュウー症状）型，混合型，脊髄症状型に分類される.

□ 軽度のむちうち損傷の約 80%を頸椎捻挫型が占める.

□ 軽度の頸椎捻挫型では，保存療法を原則とする.

□ 根症状型では，ジャクソンテスト，スパーリングテストなどで陽性となる.

□ 頸部交感神経症候群（バレ・リュウー症状）型では，後頭部や項部の痛み，めまい，耳鳴，視力障害，夜間の上肢のしびれなどの不定愁訴を訴える.

□ 混合型は，根症状型とバレ・リュウー症状の混合である.

□ 脊髄症状型の中には，四肢麻痺を生じるものもある.

【寝違え】

□ 急性疼痛によって，頸椎や肩甲骨の運動性が制限された一過性の筋痛が寝違えである.

□ 首をひねるなどの原因のほかに，頸椎の退行性変化を基盤とする場合や炎症による場合もある.

□ 頸椎の捻転や側屈が制限されることが多い.

□X線像にて，頸椎アーチの逆転またはストレートネックを認めることが多い.

□鑑別疾患として，頸椎椎間板ヘルニア，リンパ性斜頸，悪性腫瘍の頸椎転位などがあげられる.

□比較的に予後は，良好である.

【胸郭出口症候群】

□胸郭出口部における腕神経叢や鎖骨下動脈の牽引・圧迫によって，上肢の感覚障害や運動麻痺を生じる疾患である.

□20〜30代のやせ型でなで肩の女性に多い.

□脈管圧迫テストであるアドソンテストやエデンテスト，また神経刺激テストであるモーリーテスト，ライトテストで陽性となる.

□圧迫部位により，斜角筋症候群，肋鎖症候群，過外転症候群（小胸筋症候群）に分けられる.

【長胸神経麻痺】

□長胸神経は，第5〜7頸神経からなり，前鋸筋の支配神経である.

□スポーツ活動による直達外力，頸部や肩関節の反復運動による慢性牽引などで発生する.

□中斜角筋と鎖骨，または烏口突起と第1・2肋骨間の絞扼性障害としても発生する.

□肩関節屈曲運動で，肩甲骨内側縁と肩甲骨下角が後方に突出する翼状肩甲がみられる.

2. 肩部・上腕部の軟部組織損傷 ■■■■■

【腱板断裂】

□回旋腱板は，肩甲下筋，棘上筋，棘下筋，小円筋から構成される.

□腱板断裂は，棘上筋に多く発生し，断裂部位は血行が乏しい大結節から1.5cm近位部に多い.

□直達外力や介達外力，投球や投てきなどによる使いすぎ（overuse）などで発生する.

□直達外力では，肩部の打撲などにより発生する.

□介達外力では，手や肘をついた際に大結節が肩峰に衝突して発生する.

□1回の外力で発生するものや，加齢変化に加え，繰り返しの外力により発生するものがある.

□中高年では，日常の使い方により 1 回の外力で損傷はなく，擦り切れるように発生することが多い．

□症状として，肩関節の屈曲・外転運動に制限がみられ，肩関節外転位を保持できない．

□肩関節外転 60〜120°の間に疼痛を生じることが多い．

□圧痛は大結節部にみられ，また夜間痛を認めることが多い（就寝中に痛みで目が覚める場合もある）．

□検査法として，ペインフルアークサイン（有痛弧徴候），クレピタス，インピンジメント徴候，ドロップアームサイン，リフトオフテストなどがある．

【上腕二頭筋長頭腱損傷】

□上腕二頭筋長頭腱は，結節間溝で走行を変えるため，腱炎や腱鞘炎，断裂が好発する．

□加齢的変化による腱の変性により 40 歳以上に好発し，結節間溝部の断裂が多い．

□若年者ではスポーツ活動など，過重な張力が働き，筋腱移行部で断裂することが多い．

□肩関節の外転・外旋運動の繰り返しによる小結節との摩擦，重量物の挙上，突然の強い伸長力などにより発生する．

□上腕二頭筋腱断裂，上腕二頭筋腱炎，上腕二頭筋腱脱臼などに分類される．

□症状として，断裂音，激痛，腫脹，上腕部の皮下出血斑，疼痛のために屈曲力・握力の低下，夜間痛などが出現する．

□2〜3 週で，疼痛と機能障害はある程度回復する．

□腱断裂では，筋腹が遠位に移動し，腫瘤状に膨隆する．

□腱炎・腱鞘炎の場合，結節間溝部に圧痛を認めることが多く，ヤーガソンテスト，スピードテストが陽性となる．なお，各検査法とも上腕二頭筋長頭腱が結節間溝部でストレスを受けて疼痛を誘発するものであり，完全断裂では陽性とならない．

【ベネット損傷】

□肩関節窩後下方の骨膜反応であり，肩関節窩後下方に骨棘が生じる．

□野球歴が長い選手（特に投手）に好発する．

□投球動作などにより，上腕三頭筋長頭や後方関節包に繰り返し働く牽

引力が原因となる.

□腋窩神経および上腕回旋動脈の絞扼障害を助長する一因となる.

□症状として, 肩関節後方の疼痛, 圧痛や脱力感, 肩関節の内旋可動域の減少を認める.

□肩関節に外転・外旋を強制すると, 肩後方に疼痛を生じる.

【SLAP (superior labrum anterior and posterior) 損傷】

□投球動作の繰り返しによる負荷によって, 関節唇上方の上腕二頭筋長頭腱付着部が剥離・断裂する損傷である.

□投球動作の上腕挙上回旋運動時に断裂した関節唇が引っかかり, 疼痛・不安定感が出現する.

□Ⅰ型からⅣ型に分類され, 観血療法はⅡ型以上で適応となる.

□Ⅲ型は, 上方関節唇のバケツ柄断裂を生じ, 断端が裂隙に転位している状態である.

□Ⅳ型は, 上方関節唇のバケツ柄断裂が上腕二頭筋腱内へ広がる状態である.

【肩峰下インピンジメント症候群】

□棘上筋, 肩峰下滑液包が烏口肩峰アーチと繰り返し衝突して発生する.

□腱板の炎症や変性, 肩峰下滑液包炎などを生じる.

□棘上筋腱が, 最も障害されやすい.

□オーバーアームパターンのスポーツで発生しやすい.

□肩関節挙上時の疼痛や引っかかり感, 筋力低下, 夜間痛などの症状を認める.

□上肢を肩の高さより上方で使用した時の運動痛を特徴とし, 肩を使うほど悪くなる.

【リトルリーガー肩】

□10〜15 歳の少年野球 (投手) に好発する上腕骨近位骨端軟骨の炎症, または骨端線離開 (疲労骨折) である.

□小中学生の野球少年が訴える肩の痛みで, はじめに疑われる損傷である.

□ソルター・ハリスⅠ型の形態を示す.

□フォロースルー期における肩関節内転・伸展・内旋のストレスが, 骨端成長軟骨板に作用して生じる.

【不安定症 (動揺性肩関節)】

□肩関節を構成する骨および筋は正常であるが, 肩関節に動揺を認める.

□原因不明で特発性であり，両側性の発症が多い．

□20代までの若年者，また女性に好発する．

□下方への動揺性を訴え，サルカス徴候が陽性となる．なお，サルカス徴候は患者の上腕を下方へ引き下げると，肩峰と上腕の間に間隙を認める．

【肩甲上神経絞扼障害】

□肩甲上神経が肩甲棘基部や肩甲切痕部で，上肩甲横靱帯やガングリオンに絞扼されて発生し，棘上筋や棘下筋に萎縮が生じる．

【腋窩神経麻痺】

□クワドリラテラルスペースを通る腋窩神経が，打撲・絞扼などで障害されて生じる．

□症状として，肩外側の感覚障害，三角筋および小円筋の萎縮と筋力低下がみられる．

□クアドリラテラルスペースは，外側腋窩隙の別名であり，腋窩神経と後上腕回旋動脈が通る．

【五十肩】

□加齢や過労による肩関節構成体の変性を基盤に発生し，凍結肩や肩関節周囲炎とも呼ばれる．

□40歳以降，特に50〜60代に好発する．

□40歳以降に認める，原因がはっきりしない，肩関節の疼痛，運動障害をきたす疾患である．

□近年，五十肩には腱板損傷，石灰性腱炎，肩峰下滑液包炎，上腕二頭筋長頭腱炎などは含めない．

□肩関節の挙上動作，内外旋動作，水平伸展動作（後方の物をとる）などが困難となる．

□炎症期，拘縮期，解氷期に区分され，それぞれの病期にあった治療法を行う．

【石灰性腱炎】

□関節周囲の軟部組織に，ピロリン酸カルシウムアパタイト結晶が沈着する疾患である．

□肩関節に好発し，40〜60代の女性に多い．

□多くが突然の夜間痛で始まり，強い激痛により著しい運動制限が生じる．

3. 肘部・前腕部の軟部組織損傷

【側副靱帯損傷】

□ 外転強制によって内側側副靱帯の損傷が生じ，内転強制によって外側側副靱帯の損傷が生じる．

□ 内側側副靱帯損傷は，スポーツ活動中に多くみられる．

□ 繰り返し投球では，外反ストレスが原因となって内側側副靱帯が損傷される．

□ 内側側副靱帯損傷は，肘関節の全可動域で緊張する前斜走部が損傷されやすい．なお，内側側副靱帯は，前斜走部，後斜走部，横走部からなる．

【肘関節後外側回旋不安定症】

□ 外側側副靱帯複合体の機能不全によって生じる，肘関節動揺性の病態である．

□ 外側側副靱帯複合体は，外側側副靱帯（橈側側副靱帯），外側尺側側副靱帯，輪状靱帯より構成される．

【野球肘】

□ 野球の投球動作による肘部の疼痛性運動障害を，野球肘と総称する．

□ ゴルフやテニスなどの他のスポーツでも発生する．

□ 少年期の投球動作による野球肘は，リトルリーガー肘ともいわれる．

□ 内側型，外側型，後方型に分類され，内側型（上腕骨内側上顆炎）の発生が多い．

□ 野球肘の分類とその特徴を**表26**に示す．

【テニス肘】

□ テニスのストロークで発生する疼痛性運動障害を，テニス肘と総称する．

□ 外側型はバックハンドストロークで発生する上腕骨外側上顆炎で，内側型はフォアハンドストロークで発生する上腕骨内側上顆炎である．

□ 初心者や筋力の弱い，40〜50歳の女性に好発する．

【上腕骨外側上顆炎】

□ 上腕骨外側上顆炎はテニス肘とも呼ばれるが，日常生活動作などで生じることが多い．

□ 肘外側の疼痛，運動時痛（タオルを絞るなど），圧痛，握力の低下などがみられる．

表26　野球肘の分類と特徴

分 類	発生機序	症 状
内側型	コッキング期〜加速期の肘関節外反に対して，前腕回内屈筋群が収縮し，内側側副靱帯に牽引力が加わり発生する	内側上顆部の疼痛，腫脹，圧痛，軽度の伸展障害，投球動作時の疼痛など
外側型	加速期〜フォロースルー期の強い外反によって，上腕骨小頭と橈骨頭の間に圧迫力が生じて発生する	上腕骨小頭の離断性骨軟骨炎，離断された軟骨などによる突然のロッキング
後方型	フォロースルー期のボールリリース後に肘が過伸展となり発生する	肘頭部骨端軟骨の成長障害（成長期），上腕三頭筋の炎症（成人）

□疼痛誘発テストであるチェアテストやトムゼンテスト，中指伸展テストなどで，肘の外側に疼痛が出現する．

【パンナー病】

□上腕骨小頭の壊死を認める骨端症であり，発生頻度は低い．

□5〜10歳の男子に好発し，利き腕の頻度が高く，外傷やスポーツ歴がなく発症する．

□離断性骨軟骨炎と類似するが，スポーツ活動の有無や年齢（パンナー病のほうが発症年齢が低い）で鑑別する．

□予後は良好であり，後遺症はほとんどない．

【前腕コンパートメント（筋区画）症候群】

□四肢の区画の内圧上昇に伴う血行障害により，神経や筋が障害されるものがコンパートメント（筋区画）症候群であり，進行すると阻血性拘縮をきたす．

□外傷などを原因とする急性筋区画症候群と，激しい運動などを原因とする慢性筋区画症候群がある．なお，きつい包帯・ギプスなどの圧迫で発生するものもある．

□急性型の疑いが強い場合は，不可逆的な変化になる前に除圧し，医療機関へ搬送する．

□慢性型は可逆的で，運動中に疼痛を生じるが，安静時には症状がない．

□前腕は，掌側区画（屈筋群），背側区画（伸筋群），橈側区画（橈側伸筋群）の3つの筋区画（コンパートメント）があり，掌側区画（屈筋群）に発症することが多い．

□急性型の前腕コンパートメント（筋区画）症候群では，手指の他動伸
展で疼痛が増強し，脈拍消失，運動麻痺，感覚障害などの症状を認
め，進行すると阻血性拘縮（フォルクマン拘縮）をきたす．

【円回内筋症候群】

□円回内筋両頭間，または浅指屈筋起始部の腱性アーチなどにより正中
神経が絞扼されて生じる末梢神経障害である．

□手根管症候群と鑑別が必要である．

□前腕掌側の鈍痛，正中神経領域のしびれや筋力低下，つまみ動作（母
指対立）困難などの症状を認める．

□回内筋近位部にチネル徴候の出現を認める．

【前骨間神経麻痺】

□方形回内筋，長母指屈筋や第2・3指深指屈筋の筋力低下などを認める．

□前骨間神経は，純運動神経であり感覚障害はない．

□第1指IP関節と第2指DIP関節の屈曲が不能となり，ティアドロッ
プサインが現れる．

【橈骨神経高位麻痺】

□上腕骨橈骨神経溝周囲の圧迫により生じる．

□橈骨神経支配領域の知覚・運動障害がみられ，手関節や手指が伸展で
きない下垂手が起こる．

【後骨間神経麻痺】

□橈骨神経は，上腕外側上顆部で浅枝の感覚神経と深枝の運動神経に分
かれ，深枝である運動神経が後骨間神経である．

□回外筋の腱弓（フローセの腱弓）によって，後骨間神経が絞扼されて
生じることが多い．

□手関節伸展力は低下するが，長橈側手根伸筋は麻痺を免れるため，橈
屈しながらの伸展は可能となる．

□手指MP関節の伸展障害により下垂指がみられる．

【肘部管症候群】

□肘部管で起こる尺骨神経の絞扼による末梢神経障害である．

□滑車上肘靱帯とオズボーン靱帯で形成されるトンネルが肘部管である．

□尺側手根屈筋，第4・5指深指屈筋，手内在筋の筋力低下，鷲手変
形，フローマン徴候陽性などの症状を認める．

【バンナー病】

□5〜10 歳の男子で，利き手に多く発症し，肘関節の上腕骨小頭における骨端核の障害である．

4. 手関節および手指部の障害　■■■■■

【三角線維軟骨複合体損傷（TFCC 損傷）】

□三角線維軟骨複合体は，三角線維軟骨（関節円板）とその周囲の靱帯から構成される．

□三角線維軟骨複合体は，手関節尺側の衝撃吸収や遠位橈尺関節の動きの制御に関与する．

□TFCC 損傷は，強く手をついた場合や手の使いすぎ，加齢による変性などが原因となる．

□変性の場合には，尺骨突き上げ症候群に合併して生じることが多い．

□症状として，手関節の尺側部痛，手関節回内・回外運動時の疼痛とクリック感，尺屈による疼痛増強，尺骨頭と手根骨間の圧痛，TFCCストレステスト陽性などがあげられる．

□尺骨茎状突起骨折などを合併する場合は，関節が不安定となる．

【指側副靱帯損傷】

□第 1 指 MP 関節側副靱帯損傷と第 1 指以外の PIP 関節側副靱帯損傷は，一般にスポーツ現場で遭遇する．

□第 1 指 MP 関節側副靱帯損傷は，スキーの転倒時などにスキーストックによって母指が外転強制されて発生し，スキーヤー母指とも呼ばれる．

□第 1 指 MP 関節側副靱帯損傷は，尺側側副靱帯が損傷されることが多い．

□第 1 指以外の PIP 関節側副靱帯損傷は，バレーボール，バスケットボール，コンタクトスポーツ時に受傷することが多く，橈側に多く発生する．

【ロッキングフィンガー】

□指の関節が突然に動かなくなる状態を指す．

□第 1 指 MP 関節ロッキングは，掌側板膜様部の断裂により中手骨頭が副靱帯と掌側板に絞扼されて発生し，そのため第 1 指 MP 関節は過伸展し，IP 関節は屈曲となる．

□第2～5指 MP 関節ロッキングは，20～40代の女性の右手に好発し，第2指，次いで第3指に多い.

□第2～5指 MP 関節ロッキングでは，MP 関節の伸展は制限されるが，屈曲は可能である.

【手根管症候群】

□手根管は，手根骨と屈筋支帯により形成されるトンネル状の構造である.

□手根管内を屈筋支帯の腱とともに通過する正中神経が圧迫されて発生する.

□絞扼神経障害の中でも発生頻度が高く，中高年の女性などに多く発症する.

□トンネルの狭小化を招く因子として，変形性関節症，関節リウマチ，ガングリオン，屈筋腱腱鞘炎，脂肪腫，透析によるアミロイド沈着などがあげられる.

□第1～4指橈側半分にしびれ感があり，このしびれ感は早朝に強い.

□母指球筋の萎縮や母指対立が不能となり，ボタンかけやつまみ動作の不自由，猿手変形がみられる.

□チネル徴候やファーレン徴候は，陽性となる.

【尺骨神経管（ギヨン管）症候群】

□手根部の打撲や圧迫，ガングリオンなどによって，尺骨神経に絞扼が起こり生じる.

□第4・5指のしびれ感や疼痛，巧緻性障害，骨間筋・小指球筋の萎縮，鉤爪指変形，フローマン徴候が陽性，手の掌尺側の感覚障害などがみられる.

【キーンベック病】

□月状骨無腐性壊死または月状骨軟化症とも呼ばれる.

□月状骨への血行が遮断されて発生する

【マーデルング変形】

□橈骨遠位関節面が掌屈側に傾斜し，尺骨遠位端が背側へ突出して手関節に銃剣状変形が生じる.

□遺伝など，さまざまな原因によって生じる橈骨遠位端掌尺側の骨端線早期閉鎖による成長障害である.

□思春期の女性に多く，遺伝性のものは両側性が多い.

【デュプイトラン拘縮】

□手掌腱膜の拘縮により生じる指の屈曲拘縮で，高齢の男性に多くみられる．

□初期に，手掌部の手掌腱膜に結節が形成され，その後は遠位に拡大して障害を生じる．

□拘縮はMP関節やPIP関節にはみられるが，DIP関節にはみられない．

□好発部位は環指や小指であり，疼痛はまれである．

□原因として，糖尿病などの生活習慣病や高度の喫煙などとの関係が指摘されている．

【ド・ケルバン病】

□手関節や母指の過度使用で発生する長母指外転筋腱と短母指伸筋腱の狭窄性腱鞘炎である．

□長母指外転筋腱と短母指伸筋腱は，伸筋腱腱鞘の第1腱区画を通過する．

□妊娠や出産，更年期の女性に発症することが多く，女性ホルモンの関与が考えられている．

□検査法として，フィンケルスタインテストなどがある．

□フィンケルスタインテストとは，母指と一緒に手関節を尺屈させた時に，橈骨茎状突起部の疼痛の有無をみるテスト法である．

【ばね指】

□弾発指とも呼ばれ，掌側にある靱帯性腱鞘が炎症性変化などにより狭窄されて生じる．

□成人のばね指では，中年女性に好発し，母指に最も多い．

□初期は運動時の疼痛が主症状であるが，次第に弾発現象（ばね様に動く）が現れる．

□小児のばね指は，1〜2歳に発症し，先天的な腱鞘の狭窄または腱の肥厚といわれている．

□小児のばね指の多くは，6〜7歳までに自然治癒する．

□小児のばね指は多くが母指に発生し，腱の滑動性が強く制限されるため強剛母指と呼ばれる．

【ヘバーデン結節】

□更年期以降の女性に好発するDIP関節の変形性関節症である．

□多くが両側性で，多発性である．

□関節リウマチのスワンネック変形と類似するため，鑑別が必要となる．

□PIP 関節の変形性関節症は，ブシャール結節という．

【ボタン穴変形】

□PIP 関節の屈曲，DIP 関節の過伸展の変形である．

□PIP 関節背側での中央索断裂により発生する．

□関節リウマチによる滑膜炎や熱傷後でも生じる．

【スワンネック変形】

□PIP 関節の過伸展，DIP 関節の屈曲の変形である．

□MP 関節の基節骨掌側亜脱臼，掌側板の損傷や弛緩によって生じる．

□指が白鳥の首に似た形状となるため，このような名がついている．

5. 股関節の軟部組織損傷

【鼠径部痛症候群】

□鼠径部周辺の不定愁訴を訴えるものを鼠径部痛症候群という．

□サッカーやラグビー選手に多くみられる．

【弾発股（ばね股）】

□股関節の運動によって，弾発現象をきたす疾患を弾発股（ばね股）という．

□症状として，股関節内転位で屈曲・伸展または内旋・外旋すると，弾発現象が誘発されやすい．

【梨状筋症候群】

□梨状筋によって，坐骨神経が絞扼障害を起こすものを梨状筋症候群という．

□症状として，殿部から下腿にかけての疼痛や，総腓骨神経支配領域における感覚・運動麻痺がみられる．

【ペルテス病】

□小児期の大腿骨頭核への栄養血管の途絶によって阻血性大腿骨頭壊死を起こし，大腿骨頭などの変形を伴う疾患をペルテス病という．

□ペルテス病は 3〜12 歳に発症するが，4〜9 歳の男児に多い．

□ペルテス病における疼痛は，股関節よりも同側の大腿遠位から膝関節前面にかけて生じることが多いため，膝の疾患と誤ることがある．

【大腿骨頭すべり症】

□大腿骨近位骨端線で，大腿骨頭が頸部に対して後方へ転位することにより生じる．

□ 思春期の成長が盛んな時期に多い.

□ 症状として, 股関節の疼痛と可動域制限がみられる.

□ 高度な大腿骨頭すべり症では, 大転子高位となり, トレンデレンブルグ徴候が陽性となる. なお, トレンデレンブルグ徴候とは中殿筋の麻痺によって歩行の片側支持期に骨盤が傾く現象である.

【単純性股関節炎】

□ 3〜10 歳の男児に好発し, 経過観察や安静で自然治癒する.

【変形性股関節症】

□ 高齢化に伴う退行性変性による一次性のものと, 先天的・後天的変形が基盤となり発症する二次性のものがある.

□ 股関節の可動域は, 内旋・外転制限から屈曲・伸展制限へと進行する.

□ トーマステストにより, 伸展制限の結果によって起こる屈曲拘縮を計測する.

□ トーマステストは, 股関節屈曲拘縮の有無を判断する検査である.

□ 背臥位で健側股関節を最大に屈曲させ, 患側大腿部と診察台の間に隙間ができると陽性である.

【股関節外転位拘縮】

□ 股関節外転筋群に肉ばなれ様損傷を起こした場合, 損傷した軟部組織の伸長による疼痛を軽減するため, 軽度外転位を保持する現象がみられる.

□ 患肢が長くみえるが, 棘果長を計測すると左右等長である仮性延長がみられる.

【股関節内転位拘縮】

□ 股関節内転筋群に肉ばなれ様損傷などを起こした際に生じる.

□ 股関節外転位拘縮と反対の現象がみられる.

【股関節屈曲位拘縮】

□ 股関節の屈筋である腸腰筋, 補助筋である大腿直筋・縫工筋などに損傷を起こした場合, 疼痛軽減のために屈曲位を保持する現象がみられる.

□ 背臥位で骨盤の代償的な前傾をすることによって, 股関節屈曲位拘縮に気づかないことがある.

□ 股関節屈曲位拘縮では, 尻上がり現象がみられる.

□尻上がり現象は，腹臥位で股関節を伸展位のまま膝関節を他動的に屈曲すると膝関節に制限がある場合，それ以上に膝を強く曲げようとすると尻が床面から持ち上がってくる現象である．

□尻上がり現象は，大腿四頭筋のうち大腿直筋の拘縮の場合にのみにみられる．

6. 大腿部の軟部組織損傷 ■ ■ ■ ■ ■

□大腿部打撲による筋挫傷の治療では，保存療法が主体となる．

【大腿四頭筋肉ばなれ】

□大腿直筋に多く発生し，筋疲労や不適切なウォーミングアップなどが危険因子となる．

□症状として，急な痛みを感じ，腫脹や皮下出血斑，硬結および膝関節屈曲制限を生じる．

□皮下出血斑は，24 時間以内では現れにくく，完全断裂では直後に陥凹を触知することが多い．

□筋腱複合体の最小限損傷であるⅠ度，筋腱移行部の損傷であるⅡ度，筋腱移行部の断裂であるⅢ度に分類される．

□非常に大きな負荷がかかると，筋腱移行部の断裂を生じる（Ⅲ度）．

□中等度以上では，大腿直筋の疼痛のため股関節が屈曲する尻上がり現象がみられる．

□関節可動域は，軽度の症例では膝関節 90°以上の屈曲が可能，中等度の症例では膝関節 90°未満の屈曲制限，重度の症例では膝関節 45°以下の屈曲制限となる．

□関節可動域の計測は，膝関節の屈曲角度を腹臥位で行う．

□筋の出血や腫脹を減じる目的で RICE 処置を行う．

【ハムストリングスの肉ばなれ】

□遠心性収縮で発生しやすく，筋腱移行部で生じやすい．

□症状として，圧痛，腫脹，皮下出血斑，筋の硬結や陥凹，下肢伸展挙上（SLR）の角度の減少が生じる．

□筋の出血や腫脹を減じる目的で RICE 処置を行う．

【大腿部骨化性筋炎】

□筋挫傷の後に起こりやすい．

□X 線像で大腿部に骨化像が認められる．

7. 膝関節の軟部組織損傷　■ ■ ■ ■ ■

□膝関節伸展可動域が 20° を超えたものを反張膝という.

□膝関節を中心として, 下肢が外方凸に変形したものを内反膝という.

□膝関節を中心として, 下肢が内方凸に変形したものを外反膝という.

□両側性の内反膝は, O 脚と呼ばれる.

□両側性の外反膝は, X 脚と呼ばれる.

【ブラント病】

□脛骨近位骨端・骨幹端の発育障害により, 脛骨の内反・内旋変形をきたす疾患である.

【オスグッド・シュラッター病】

□脛骨粗面部に疼痛と腫脹を生じる骨端症をオスグッド・シュラッター病という.

□スポーツ活動をしている男児に多い.

□脛骨粗面の骨化が完成する以前の力学的に弱い時期に, 大腿四頭筋の収縮が脛骨粗面を繰り返し牽引することにより発生する.

□大腿四頭筋を強く収縮させる時, 膝蓋靱帯付着部に限局して疼痛が認められる.

【ジャンパー膝】

□膝関節伸展機構のスポーツ障害で, 膝蓋骨下極の膝蓋靱帯炎をジャンパー膝という.

□跳躍の多いスポーツで発生しやすい.

□膝蓋骨下極部に運動痛や圧痛がみられ, 尻上がり現象がみられる症例も多い.

【半月板損傷】

□膝関節の屈曲・伸展に下腿の回旋が加わった際に生じる.

□多くは内側側副靱帯や前十字靱帯など, 他の損傷に合併する.

□内側半月の損傷が多い.

□症状として, 荷重時痛や運動時痛のほか, 嵌頓症状, クリック音, 関節血腫または水腫などがある.

□半月板損傷の診断には, マックマレーテストや圧迫アプライテストが用いられる.

□小児の半月板損傷では, 円板状半月などの形態異常がみられる.

□高齢者の半月板損傷は，変性を基盤として損傷する．

【前十字靱帯損傷】
□内側側副靱帯をはじめとする他の靱帯損傷を合併することが多い．
□受傷直後から疼痛と膝の不安定感を訴える．
□前十字靱帯損傷の徒手検査では，前方引き出しテストやラックマンテストが用いられる．

【後十字靱帯損傷】
□後十字靱帯損傷では，後方押し込みテストや後方落ち込み徴候が徒手検査に用いられる．

【側副靱帯損傷】
□内側側副靱帯損傷は，外側側副靱帯損傷よりも頻度が高い．
□内側側副靱帯損傷は，前十字靱帯や半月板など他の損傷を合併することが多い．
□側副靱帯損傷の徒手検査として，側方動揺性テストや牽引アプライテストが用いられる．
□内側側副靱帯損傷では，膝関節の外反動揺性がみられる．
□外側側副靱帯損傷では，膝関節の内反動揺性が出現する．

【腸脛靱帯炎】
□腸脛靱帯と大腿骨外顆との間の摩擦により生じる．
□膝関節外側部に，圧痛・運動時痛がみられる．
□腸脛靱帯炎の徒手検査として，グラスピングテストが用いられ，炎症部位には疼痛が誘発される．
□グラスピングテストは，膝関節屈曲位で大腿骨外顆よりやや近位部の腸脛靱帯を圧迫しながら膝関節を伸展させ，痛みの有無を確認するものである．

【滑膜ヒダ障害（タナ障害）】
□主に膝蓋内側滑膜ヒダが膝関節の屈曲・伸展時に，内側膝蓋大腿関節内に挟まれることで生じる．
□運動時，膝蓋骨内下縁に疼痛・違和感が生じ，若い女性に好発する．

【鵞足炎】
□鵞足包は，しばしば炎症（鵞足炎）を起こして疼痛を生じる．
□鵞足包（鵞足滑液包）は，脛骨内側面と鵞足（縫工筋，薄筋，半腱様筋の腱）の間に存在する．

8. 下腿部の軟部組織損傷 ■ ■ ■ ■ ■

【下腿のコンパートメント症候群】

□下腿のコンパートメントは，前方区画，外側区画，後方浅区画，後方深区画の4つに分類される.

□筋区画内圧が上昇し，循環障害をきたすものをコンパートメント症候群という.

□下腿のコンパートメント症候群は，後方に比べて隔壁の伸展性が少なく強固なため，前方および外側筋区画に発生しやすい.

□急性型の下腿のコンパートメント症候群では，筋伸長時に疼痛がみられる.

【アキレス腱断裂】

□多くが完全断裂となり，断裂部位はアキレス腱狭窄部，筋腱移行部の順に多い.

□アキレス腱部は陥凹し，疼痛は一般に軽微であるが，歩行は困難となる.

□足指・足関節の屈曲（底屈）運動は可能であるが，つま先立ちは不能である.

□下腿三頭筋を把持すると，健側では反射的に足部の屈曲が誘発され，患側では動かなくなる（トンプソンテストでは陽性となる）

□固定は，足関節最大底屈位から始め，徐々に自然下垂位，中間位へと移行して行う.

【過労性脛部痛（シンスプリント）】

□足関節の反復性底背屈によって下腿後面内側筋群に疲労が起こり，脛骨内側後縁部に沿った疼痛・圧痛がみられるものを過労性脛部痛（脛骨過労性骨膜炎，シンスプリント）という.

□扁平足や回内足，膝外反などのアライメント異常があると発症しやすい.

【腓骨筋腱脱臼】

□外傷による外傷性脱臼と，上腓骨筋支帯の欠損や腓骨筋腱溝の形成不全などの素因の存在によって生じる非外傷性脱臼がある.

□外傷性脱臼は，上腓骨筋支帯損傷を合併し，外果周囲の疼痛や腫脹が著しい.

□非外傷性脱臼は，足関節の外がえしにより長腓骨筋腱が外果の前方に
移動することで生じる.

9. 足関節の軟部組織損傷 ■ ■ ■ ■ ■

【足関節捻挫】

□外側靱帯は，前距腓靱帯，踵腓靱帯，後距腓靱帯の三つに区別される.

□前距腓靱帯には，足関節の内がえしを抑制する機能や距骨の前方移動
を抑制する機能がある.

□外側靱帯損傷では，前距腓靱帯の単独損傷が多い.

□外側靱帯損傷は，足関節の内がえしにより生じる.

□外側靱帯損傷の疼痛や腫脹は，足関節外側部にみられる.

□外側靱帯損傷では，外果下方に皮下出血斑が出現する.

□外側靱帯損傷では，疼痛や腫脹は損傷程度と必ずしも一致しない.

□外側靱帯損傷の重症例では，足関節の前方引き出し症状や距骨傾斜角
の異常を認める.

□外側靱帯損傷では，初期には損傷度の軽重に関係なく，RICE 処置の
原則に従い冷罨法（れいあんぽう）を行う.

□内側靱帯（三角靱帯）損傷は，足関節の外がえしにより生じることが
多い.

□内側靱帯損傷は，外側靱帯損傷と比較して発生頻度が低い.

□外側靱帯と比較して内側靱帯は強靱であるため，内側靱帯損傷では内
果の裂離骨折となる.

【ショパール関節損傷】

□距舟関節と踵立方関節からなる複合関節をショパール関節という.

□ショパール関節は，強靱な靱帯によって補強され，関節の可動性がき
わめて小さいため，一般的に損傷を受けることが少ない.

【リスフラン関節損傷】

□楔状骨，立方骨と中足骨との間に存在する複合関節をリスフラン関節
という.

□リスフラン関節は，足根中足関節とも呼ばれる.

□リスフラン関節損傷は，前足部に捻転力などの外力が加わった際に発
生する.

【有痛性三角骨障害】

□距骨後外側の過剰骨である三角骨が，足関節の最大屈曲に伴い脛骨遠
　位端部後縁と踵骨に挟まれ，足関節後外側に疼痛を訴えるものを有
　痛性三角骨障害という．

【有痛性外脛骨】

□足の舟状骨内側に存在する過剰骨が疼痛の原因となる．

□発生率は，10〜20%である．

□有痛性外脛骨は，同部位に内側縦アーチの保持に関与する後脛骨筋が
　付着しているため，扁平足のある患者に発生する傾向がある．

【第1ケーラー病】

□足の舟状骨に発生する骨端症を，第1ケーラー病という．

□第1ケーラー病は，3〜7歳に好発する．

【第2ケーラー病】

□第2中足骨頭に発生する骨端症を，第2ケーラー病（フライバーグ
　病）という．

□第2ケーラー病は，10代の女子に多い．

【足根管症候群】

□足根管症候群は，足根管による脛骨神経の枝の絞扼性神経障害である．

□外傷，ガングリオン，足根骨癒合症，回内足などが原因となる．

□足底部への放散痛や感覚異常，足根管部のチネル徴候などの症状を認
　める．

【モートン病】

□主に第3〜4中足骨頭間において，足底神経が絞扼される疾患をモー
　トン病という．

【扁平足】

□足の内側縦アーチが低下したものを扁平足という．

どこでもポケット
スタンダード柔整国試対策 下巻
【120分講義Web動画付き】

発　　　行	2023年6月2日　第1版第1刷Ⓒ	
編　　　集	医療系国試対策研究会	
発　行　者	濱田亮宏	
発　行　所	株式会社ヒューマン・プレス	
	〒244-0805　横浜市戸塚区川上町167-1	
	電話 045-410-8792　FAX 045-410-8793	
	https://www.human-press.jp/	
装　　　丁	五十嵐麻奈美	
印　刷　所	株式会社アイワード	

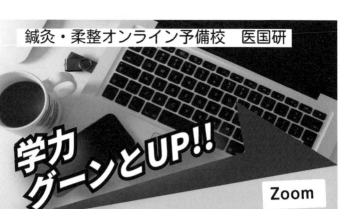